*Sylvia Kotterba (Hrsg.)*

# Fallberichte Narkolepsie

Kasuistiken von Patienten mit zwanghafter Tagesschläfrigkeit, Kataplexien und gestörtem Nachtschlaf

PABST SCIENCE PUBLISHERS
Lengerich, Berlin, Bremen, Miami,
Riga, Viernheim, Wien, Zagreb

Bibliografische Information der Deutschen Nationalbibliothek
Die Deutsche Nationalbibliothek verzeichnet diese Publikation in der Deutschen Nationalbibliografie; detaillierte bibliografische Daten sind im Internet über <http://dnb.ddb.de> abrufbar.

Geschützte Warennamen (Warenzeichen) werden nicht besonders kenntlich gemacht. Aus dem Fehlen eines solchen Hinweises kann also nicht geschlossen werden, dass es sich um einen freien Warennamen handelt. Das Werk, einschließlich aller seiner Teile, ist urheberrechtlich geschützt. Jede Verwertung außerhalb der engen Grenzen des Urheberrechtsgesetzes ist ohne Zustimmung des Verlages unzulässig und strafbar. Das gilt insbesondere für Vervielfältigungen, Übersetzungen, Mikroverfilmungen und die Einspeicherung und Verarbeitung in elektronischen Systemen.
Wichtiger Hinweis: Medizin als Wissenschaft ist ständig im Fluss. Forschung und klinische Erfahrung erweitern unsere Kenntnis, insbesondere was Behandlung und medikamentöse Therapie anbelangt. Soweit in diesem Werk eine Dosierung oder eine Applikation erwähnt wird, darf der Leser zwar darauf vertrauen, dass Autoren, Herausgeber und Verlag größte Mühe darauf verwendet haben, dass diese Angaben genau dem Wissensstand bei Fertigstellung des Werkes entsprechen. Dennoch ist jeder Benutzer aufgefordert, die Beipackzettel der verwendeten Präparate zu prüfen, um in eigener Verantwortung festzustellen, ob die dort gegebene Empfehlung für Dosierungen oder die Beachtung von Kontraindikationen gegenüber der Angabe in diesem Buch abweicht. Das gilt besonders bei selten verwendeten oder neu auf den Markt gebrachten Präparaten und bei denjenigen, die vom Bundesinstitut für Arzneimittel und Medizinprodukte in ihrer Anwendbarkeit eingeschränkt worden sind. Benutzer außerhalb der Bundesrepublik Deutschland müssen sich nach den Vorschriften der für sie zuständigen Behörde richten.

© 2009 Pabst Science Publishers, D-49525 Lengerich

Druck: KM Druck, D-64823 Groß-Umstadt
Konvertierung: Claudia Döring
ISBN 978-3-89967-552-8

# Vorwort

*Prof. Dr. med. Sylvia Kotterba*

Die Narkolepsie ist eine seltene Erkrankung (2-5:10.000), wobei aufgrund des Facettenreichtums der Symptome sicher auch eine hohe Dunkelziffer besteht. Die erste Fallbeschreibung stammt von Caffe 1862; das Krankheitsbild als solches wurde 1877 erstmals von Westphal beschrieben. Drei Jahre später führte Gélineau den Begriff „Narkolepsie" ein und nannte als herausragende Symptome Tagesschläfrigkeit und Anfälle von affektiv ausgelöstem Muskeltonusverlust. Mit der Polysomnographie können heute schlafbezogene Symptome genau klassifiziert werden. Danach wird die Narkolepsie durch Tagesschläfrigkeit in Verbindung mit Kataplexien oder anderen Symptomen der REM-Schlaf-Enthemmung (Schlaflähmung, hypnagoge Halluzinationen) definiert. Beim Auftreten von Kataplexien ist die Diagnose leicht zu stellen. Dieses Symptom tritt aber z.T. erst Jahre bis Jahrzehnte nach dem Symptom der Tagesschläfrigkeit auf. Bei einem charakteristischen MSLT (verkürzte Einschlafzeit unter 8 Minuten und mindestens zweimaliger Sleep-Onset-REM-Schlaf) kann nach der neuen ICSD-2 (2. Aufl. der International Classification of Sleep Disorders) auch eine Narkolepsie ohne Kataplexie diagnostiziert werden.

Bei problematischer Diagnosestellung lässt sich auch die Therapie nicht in ein starres Schema zwängen. Je nach Schwere der einzelnen Symptome benötigt jeder Narkolepsiepatient eine individuelle Therapie. Neben Anpassung des Lebensstils an die Erkrankung (z.B. Einplanen mehrerer Tagesnickerchen) steht bei vielen Patienten die Behandlung der Tagesschläfrigkeit im Vordergrund. Zugelassen sind hier Medikamente mit den Wirkstoffen Modafinil und Methylphenidat. Weitere Stimulanzien sind wirksam, stellen jedoch Off-Label-Präparate dar. Sie haben keine Wirkung auf die mit einer REM-Schlaf-Enthemmung einhergehenden Symptome (hier insbesondere die Kataplexie). Diese Symptome wurden bisher ausschließlich mit trizyklischen Antidepressiva (auch hier nur Wirkstoff Clomipramin zugelassen) und SSRI behandelt. Trotz Tagesschlaf entwickeln viele Patienten eine Störung des Nachtschlafes, wobei auch hier bisher mit konventionellen Schlafmitteln behandelt wurde.

Natriumoxybat (Xyrem®) stellt eine innovative Substanz dar, die erstmals für die Behandlung aller Narkolepsiesymptome bei erwachsenen Patienten zugelassen ist. Nach den EFNS-Guidelines sollte Natriumoxybat firstline bei Narkolepsie mit Kataplexie eingesetzt werden. Die Praxis zeigt eine gute Wirkung bei Kataplexien (insbesondere auch bei bisherigen Therapieversagern), des Weiteren entsteht eine gute Konsolidierung des

Nachtschlafes, ohne dass eine weitere Medikation notwendig ist. Viele Patienten erleben auch eine Besserung ihrer Tagesschläfrigkeit, bei ausgeprägter Hypersomnie ist jedoch eine additive Gabe von Stimulanzien notwendig. Dabei können Modafinil und Natriumoxybat ohne wesentliche Medikamenteninteraktionen kombiniert werden.

Wie bereits ausgeführt, können Therapieleitlinien den Einzelpatienten nicht ausreichend individuell berücksichtigen. Aufgrund der Seltenheit der Erkrankung sind große Therapiestudien problematisch, es dominieren Expertenmeinungen. Die chemische Substanz Gammahydroxybuttersäure (Wirkstoff: Natriumoxybat) wurde aufgrund eines möglichen Missbrauchspotentials von vielen Nerven- und Hausärzten skeptisch gesehen.

Daher entstand die Idee, anhand der gültigen Leitlinien zur medikamentösen Narkolepsiebehandlung eine Reihe von Kasuistiken mit typisch individuellem Verlauf vorzustellen und somit beim Facettenreichtum der Narkolepsiesymptome den praktischen Einstieg in die Medikation zu erleichtern. Jeder Autor bringt dabei seine eigenen Erfahrungen ein, so dass sich subjektive Einstellungen nicht vermeiden lassen. Der Schwerpunkt der Darstellung liegt auf den praktischen Einsatzmöglichkeiten von Natriumoxybat (Xyrem®).

**Korrespondenzadresse:**
Prof. Dr. med. Sylvia Kotterba
Ammerland-Klinik
Chefärztin der Klinik für Neurologie
Lange Straße 38
26655 Westerstede

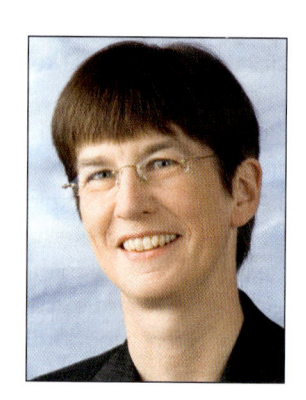

# Inhaltsverzeichnis

Klassifikation .................................................. 9

Die medizinische Geschichte der Narkolepsie
im Überblick .................................................. 10

Medizin, wie sie im Lehrbuch steht
*Dr. med. Berthold Voges* ........................................ 11

Bloß keinen Stress?
*Dr. med. Michael Kirsch* ........................................ 17

Müde Studentin
*Dr. med. Henryk Mainusch* ...................................... 24

Immer, wenn sie lacht
*Dipl.-Psych. Dr. phil. Hans-Günter Weeß* ........................ 28

Depressive Krankenschwester
*Dr. med. Michael Kirsch* ........................................ 37

Schichtarbeit trotz Narkolepsie
*Dr. med. Henryk Mainusch* ...................................... 44

OSAS oder Narkolepsie?
*Dipl.-Psych. Dr. phil. Hans-Günter Weeß* ........................ 49

Literaturempfehlungen ......................................... 60

# Klassifikation

**Einteilung der Narkolepsie nach der neuen Internationalen Klassifikation der Schlafstörungen (ICSD-2, 2005)[1]:**

| **Narkolepsie mit Kataplexie** | – Übermäßige Tagesschläfrigkeit, beinahe täglich, für mindestens 3 Monate<br>– Gesicherte Kataplexien in der Anamnese<br>– Diagnosesicherung durch Multiple Sleep Latency Test (MSLT) mit mittlerer Einschlafzeit ≤ 8 min, ≥ 2 Sleep-onset-REM-Perioden (SOREMP) oder alternativ mittels Nachweis des Fehlens von Hypocretin-1 im Liquor<br>– Keine andere Erkrankung als Erklärung |
|---|---|
| **Narkolepsie ohne Kataplexie** | – Übermäßige Tagesschläfrigkeit, beinahe täglich, für mindestens 3 Monate<br>– Keine typische Kataplexie (zweifelhafte oder untypische können vorkommen)<br>– Diagnosesicherung durch Multiple Sleep Latency Test (MSLT) mit mittlerer Einschlafzeit ≤ 8 min, ≥ 2 Sleep-onset-REM-Perioden (SOREMP)<br>– Keine andere Erkrankung als Erklärung |
| **Symptomatische Narkolepsie** | – Übermäßige Tagesschläfrigkeit, beinahe täglich, für mindestens 3 Monate<br>– Gesicherte Kataplexien in der Anamnese<br>ODER:<br>– Multiple Sleep Latency Test (MSLT) mit mittlerer Einschlafzeit ≤ 8 min, ≥ 2 Sleep-onset-REM-Perioden (SOREMP)<br>ODER:<br>– Nachweis des Fehlens von Hypocretin-1 im Liquor<br>– Keine andere Erkrankung als Erklärung |

---

[1] Modifiziert nach Mayer G. Narkolepsie, Taschenatlas spezial. Stuttgart, New York: Georg Thieme-Verlag, 2006

# Die medizinische Geschichte der Narkolepsie im Überblick[2]

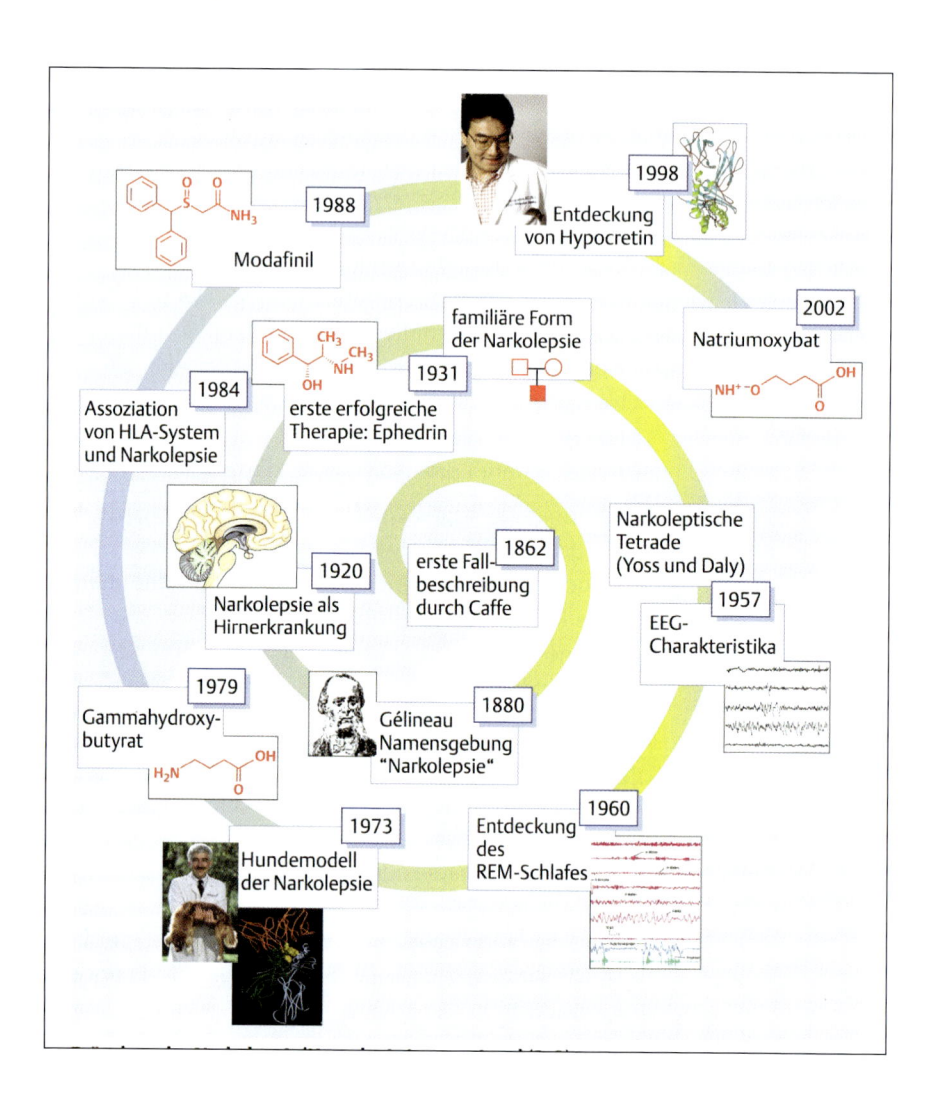

- 1988 — Modafinil
- 1998 — Entdeckung von Hypocretin
- 1984 — Assoziation von HLA-System und Narkolepsie
- 1931 — erste erfolgreiche Therapie: Ephedrin
- familiäre Form der Narkolepsie
- 2002 — Natriumoxybat
- 1920 — Narkolepsie als Hirnerkrankung
- 1862 — erste Fallbeschreibung durch Caffe
- Narkoleptische Tetrade (Yoss und Daly)
- 1957 — EEG-Charakteristika
- 1979 — Gammahydroxybutyrat
- 1880 — Gélineau Namensgebung "Narkolepsie"
- 1973 — Hundemodell der Narkolepsie
- 1960 — Entdeckung des REM-Schlafes

---

[2] Aus: Mayer G. Narkolepsie, Taschenatlas spezial. Stuttgart, New York: Georg Thieme-Verlag, 2006

# Medizin, wie sie im Lehrbuch steht

*Dr. med. Berthold Voges*

## Anamnese

Der 19-jährige Patient leidet seit 6 Jahren in fluktuierender Ausprägung unter Tagesmüdigkeit mit unabwendbaren Einschlafattacken, auch in inadäquaten Situationen wie z.B. während des Essens, sowie unter gestörtem Nachtschlaf, was der Patient auf seine häufigen Albträume zurückführt. Nach kurzem Schlaf über 5-10 min fühlt sich der Patient wieder erfrischt und für 2-3 Stunden vor weiteren Einschlafattacken gefeit. Früher war es häufig, jetzt nur noch selten zum Einknicken im rechten Bein, vor allem nach lautem Lachen, gekommen, was der Patient bereits bei früheren ärztlichen Konsultationen präsentiert hat und was in den damaligen Situationen als faktitiell eingestuft worden war. Zudem berichtet er über wilde, Angst machende und realitätsnah erlebte Träume im Schlaf-Wach-Übergang, schließlich auch über das quälende Empfinden vollständiger Bewegungsunfähigkeit während Schlaf-Wach- bzw. Wach-Schlaf-Übergängen.

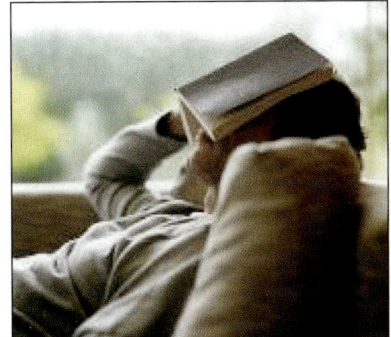

*Abb. 1: Das häufige Einschlafen im Unterricht gefährdet die Versetzung des Patienten in die 13. Schulklasse.*

Schon vor Jahren war der Verdacht auf Narkolepsie-Kataplexie-Syndrom gestellt worden, eine Behandlung mit Methylphenidat war frustran verlaufen; da der Patient sich darunter wesensfremd gefühlt hatte, war dies wieder ausgeschlossen worden. Seither ist der Patient unbehandelt. Nun häufen sich schulische Probleme; das häufige Einschlafen im Unterricht gefährdet die Versetzung in die 13. Schulklasse.

## Klinischer Befund

Allgemeinmedizinisch bis auf mäßige Adipositas unauffällig; eingehender neurologischer Befund, bis auf Vigilanzschwankungen auch während des Gesprächs, unauffällig.

## Laborbefunde

HLA-DQB1*0602 positiv. Liquor unauffällig incl. negativer oligoklonaler Banden (OKB). Mit 3 Monaten Latenz, also für diese Untersuchung verhältnismäßig schnell, lag das Ergebnis der Liquoruntersuchung vor: massiv vermindertes Hypocretin-1, nämlich <10 pg/ml. Pathologisch sind Werte bereits unter 110 pg/ml. (Labor der Uniklinik Ulm; Zentrum für klinische Forschung, Prof. Dr. M. Otto).

Serologische Diagnostik incl. ANA und Schilddrüsenparameter unauffällig.

cMRT unauffällig ohne Demyelinisierungszeichen oder Hirnstamm/Pons-Pathologie.

Im EEG 8-10/s alpha-GT mit häufigem Abgleiten in den Leichtschlaf. In 4 MSLT (Multiple Sleep Latency Test) 4 x Leichtschlaf nach 2-7 min, 3 x Sleep-Onset-REM („SOREM") nach 4, 6 bzw. 9 min. In 4 MWT (Maintenance of Wakefulness Test) 3 x Einschlafen nach 1-6 min, 2 x Tiefschlaf, 1 x SOREM (siehe Graphik 1).

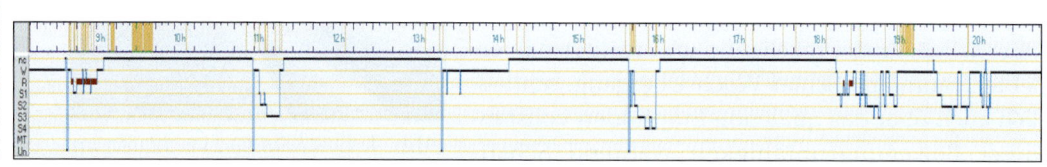

G<small>RAPHIK</small> 1:
Schlafprofil am Tag, 4 x MWT.

In der nächtlichen Ableitung mit EEG im 10/20-System und Polysomnographie: Erfassung eines massiv gestörten, zerstückelten Schlafes, nahezu ohne erkennbares Schlafprofil; in der Einschlafphase 2 x SOREM (siehe Graphik 2). Zusätzlich häufige, oft periodische Gliedmaßenbewegungen an Armen und Beinen.

Damit sahen wir alle diagnostischen und anamnestischen Kriterien eines Narkolepsie-Kataplexie-Syndroms erfüllt und leiteten eine Therapie mit Natriumoxybat (Xyrem®) ein, und zwar wie empfohlen, verteilt auf 2 Gaben à 2,25 g, die erste Gabe zum Einschlafen, die zweite Gabe ca. 4 Std. später (siehe Graphik 3; die Einnahmezeitpunkte von Natriumoxybat sind in der Zeitleiste mit roten Pfeilen markiert).

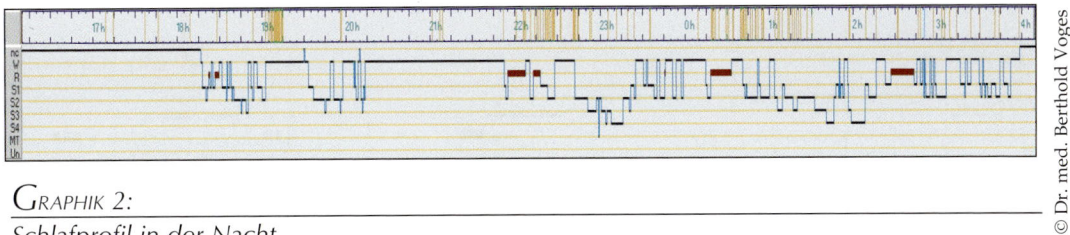

GRAPHIK 2:
Schlafprofil in der Nacht.

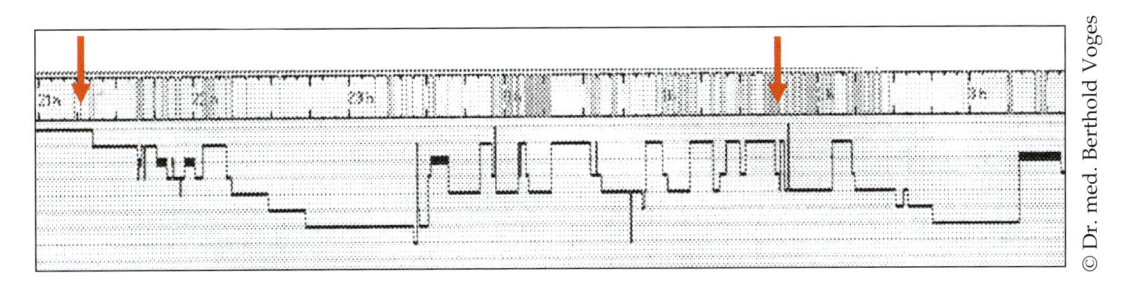

GRAPHIK 3:
Schlafprofil unter Natriumoxybat, 1. Nacht.

Augenfällig ist eine deutliche Besserung des Schlafprofils, 15-30 min nach Gabe von Natriumoxybat wird Tiefschlaf induziert, es finden sich nun zwei komplette Schlafzyklen. Die kurze (ca. 3 Std.) im Hypnogramm dokumentierte Wirkung auf die Schlafqualität entspricht der relativ kurzen Wirkdauer von Natriumoxybat (HWZ 60 min) und ist der Grund, warum die Medikamentengabe 2 x pro Nacht im 2,5- bis 4-stündigen Abstand erfolgen soll. Kurz nach der Einnahme der 2. Portion kam es – eine nicht seltene Störwirkung von Natriumoxybat – zu Enuresis, was beim Patienten, als er dies 3 (!) Stunden später bemerkte, zu profunder Unzufriedenheit führte („Ihr Spinner, das Scheißzeug nehm' ich nie wieder!"), ... um sich jedoch im Verlauf des Tages eines Besseren zu besinnen. Die von ihm als enorm empfundene Besserung von Vigilanz und Wohlbefinden schon am ersten Tag nach der Medikamenteneinnahme schien diese Störwirkungen zu überwiegen. Nun wurde nach 19 Uhr auf Flüssigkeitsaufnahme verzichtet, und der Patient ging vor der Einnahme der ersten und auch der zweiten Portion Natriumoxybat seine Blase entleeren. Die Nacht blieb trocken, es zeigte sich erneut eine Stabilisierung der Schlafzyklen, allerdings auch weiterhin die zeitliche Bindung der Tiefschlafepisoden an die jeweiligen Einnahmezeitpunkte von Natriumoxybat (siehe Graphik 4). Erwähnenswert ist noch, dass es – wie dokumentiert – zwischen 17 und 22 Uhr zu keinen Einschlafattacken kam.

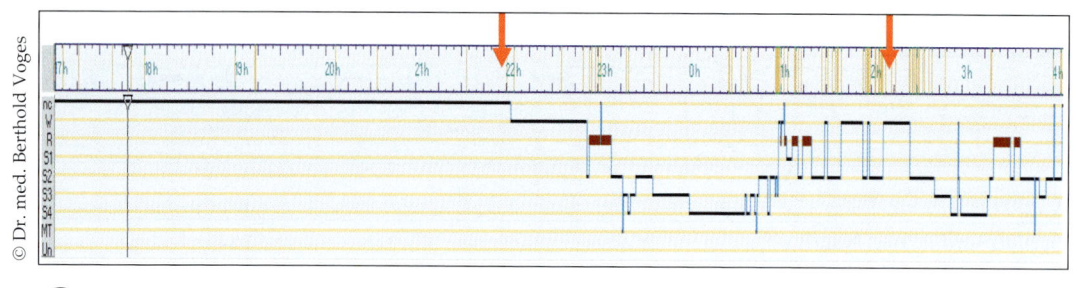

GRAPHIK 4:
Schlafprofil unter Natriumoxybat, 2. Nacht.

## Diskussion

Der Patient präsentiert die 4 Kardinalsymptome der Narkolepsie: imperative Einschlafattacken, Kataplexie, hypnagoge Halluzinationen und Schlaf- bzw. Aufwachlähmung; außerdem noch ein fünftes, nämlich die lange Latenz zwischen Krankheitsbeginn und Diagnosesicherung.

Die Sicherung der Diagnose gelang einmal laborchemisch mittels HLA-Typisierung (HLA-DQB1*0602: sensitiv, aber sehr wenig spezifisch) sowie – seit ca. 2 Jahren auch in Deutschland durchführbar – durch den Nachweis eines erniedrigten Hypocretin-1 im Liquor (sensitiv und spezifisch, Ripley et al. 2001 und Mignot et al. 2002). Mittels neurologischer, radiologischer und laborchemischer Diagnostik sollten Schilddrüsenfehlfunktionen ebenso ausgeschlossen werden wie chronisch-entzündliche ZNS-Erkrankungen oder Hirnstamm- bzw. Ponsprozesse. Im Hypnogramm mit Polysomnographie imponieren ein zerstückeltes Schlafprofil mit SOREMs, sehr wenig und kurzer Tiefschlaf und häufige Arousals; begleitend finden sich oft PLMs (Periodic Limb Movements); die MSLT und MWT zeigen Hypersomnie, verkürzte Ein- und Tiefschlaflatenzen und oft – aber keineswegs immer – SOREM-Episoden.

**Es gibt drei häufige Ursachen für die Verzögerung der Diagnosestellung:**
Erstens finden sich nur selten bei einem Patienten alle Kardinalsymptome voll ausgeprägt. Zweitens gelingt in den MWT/MSLT die Erfassung eines SOREM nicht regelhaft auf Anhieb, bei ungefähr 20 % der Narkolepsie-Patienten finden sich in den ersten 5 MSLT-Durchläufen nicht die geforderten 2 SOREM-Phasen. Drittens – fast das größte Problem – ist das Krankheitsbild der Narkolepsie derart spektakulär, dass es in den Medien breite Aufmerksamkeit und Schilderung findet, was dazu führt, dass auch Patienten mit Persönlichkeits- oder Somatisierungsstörungen sich gut belesen beim Arzt präsentieren und auf Anhieb das komplette Symptombild dieser Erkrankung schildern. Eine allzu kohärente Eigenanamnese ist also schon wieder verdächtig auf das Vorliegen einer dissoziativen Störung. Bei dem Patienten sind wir über den 2. und 3. der o.g. Fallstri-

cke gestolpert. Wir waren es selber gewesen, die schon bei einem ersten Krankenhausaufenthalt des Patienten vor 5 Jahren, nach einem Jahr Krankheitsverlauf, die Diagnose der Narkolepsie zwar diskutiert, aber nicht gestellt hatten. Einmal, weil es damals nicht gelang, außer der Hypersomnie auch SOREM-Episoden zu erfassen, außerdem, weil damals vor dem Stationszimmer eine sehr faktitiell anmutende „Kataplexie" präsentiert wurde. Demzufolge war unsere Fehleinschätzung „gut begründet" durch seinen Versuch, uns plastisch vor Augen zu führen, was der damals 14-jährige Junge nicht verbalisieren konnte.

Trotzdem wurde damals ein probatorischer Therapieversuch mit dem „Standardmedikament" Methylphenidat unternommen – ohne befriedigenden Erfolg. Das aktuelle gute Ansprechen auf das seit Oktober 2005 zugelassene Natriumoxybat mag vor Augen führen, dass die Verfügbarkeit einer potenten Substanz zur Therapie des Narkolepsie-Kataplexie-Syndroms Anlass sein kann, Krankengeschichten mit bisher schlecht behandelbarer Tagesschläfrigkeit neu aufzurollen und unter die – mit den neuesten diagnostischen Möglichkeiten schärfer geschliffene – Lupe zu nehmen.

**Korrespondenzadresse:**
Dr. med. Berthold Voges
Epilepsiezentrum
Evangelisches Krankenhaus
Hamburg-Alsterdorf
Bodelschwinghstraße 24
22337 Hamburg

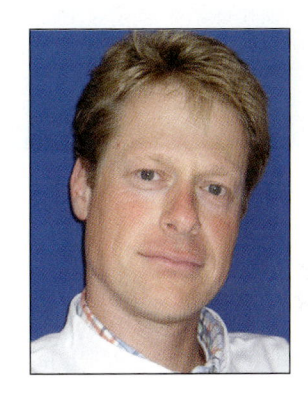

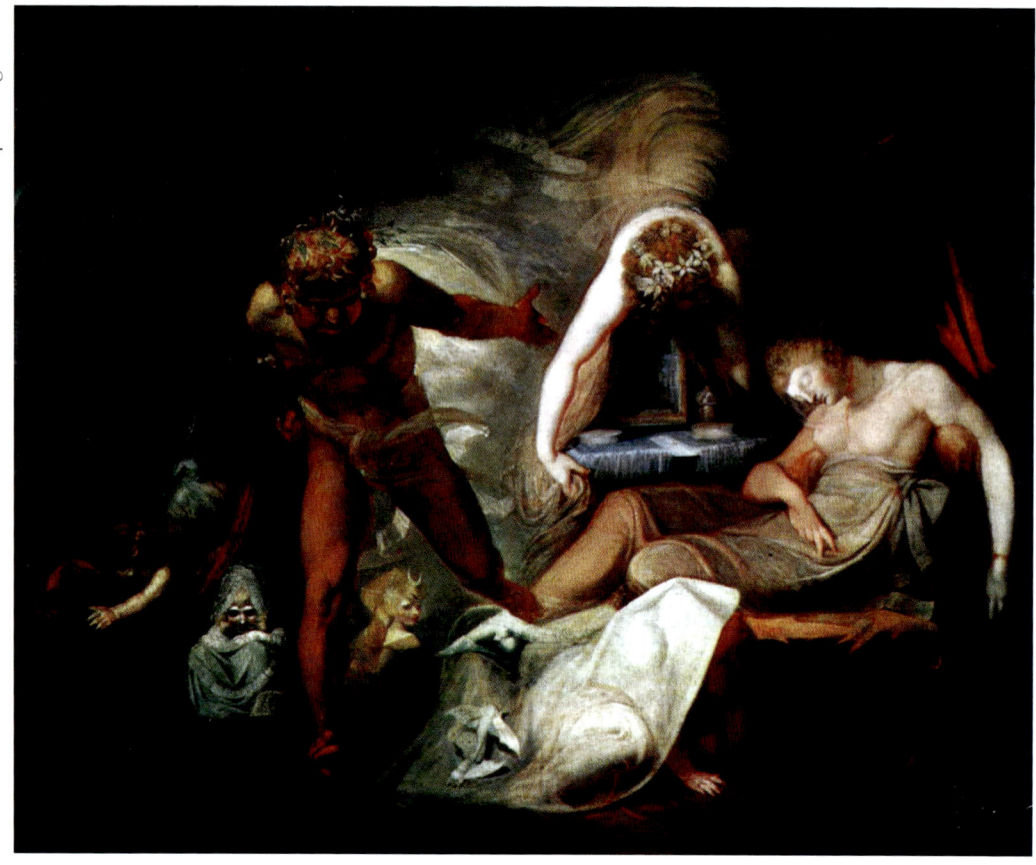

"Belindas Traum" von Johann Heinrich Füssli, 1780 – 1790

### Johann Heinrich Füssli

\* 7. Februar 1741 in Zürich, † 16. April 1825 in Putney bei London. Füssli ist einer der einflussreichsten Künstler des 19. Jahrhunderts, der mit seinen phantastisch-symbolischen Werken hohes Ansehen erlangte; er ist formal dem Klassizismus zugeordnet, war aber aufgrund seiner Werke, in denen Traum und Imagination eine große Rolle spielen, Vorbild für Symbolismus und Surrealismus. Füssli studierte zunächst Theologie, widmete sich nebenbei der Malerei und wurde von Werken von Homer, Dante Alighieri und William Shakespeare sowie Bildern von Michelangelo beeinflusst. 1788 wurde er in die Royal Academy of Arts aufgenommen und von der Bewegung des Sturm und Drang als "Originalgenie" gefeiert. Inspiriert von englischen Gespenstergeschichten, thematisiert Füssli in seinen Werken häufig die Welt der Albträume, in denen der Teufel die zentrale Figur darstellt. Seine pessimistische Lebenseinstellung wird zudem häufig sichtbar.

**Belindas Traum** entstand zwischen 1780 und 1790, es ist in der Art Gallery in Vancouver, Kanada, ausgestellt.

# Bloß keinen Stress?

*Dr. med. Michael Kirsch*

## Patientendaten

– Geboren am 2.8.1968
– Weiblich
– 162 cm, 85 kg
– In der Praxis seit dem 24.1.2002

## Aktuelle Diagnosen

– Narkolepsie mit Kataplexie
– Schlafapnoe
– Soziale Phobien

## Bisherige Diagnosen und Therapien

Seit der Kindheit häufige Stürze (infolge plötzlichen Tonusverlustes?) und wiederholt Erschöpfungszustände. Häufiges Einschlafen am Tag.

Stationäre Diagnostik 25.12.2000 bis 12.1.2001 wegen unklarer Bewusstlosigkeit. EKG, Röntgen Thorax, Abdomensonographie, Duplex der extracraniellen Gefäße, CT und MRT des Schädels regulär, klinische Labordiagnostik mit Hypercortisonismus im Tagesprofil, der als Folge der Adipositas gedeutet wurde, da keine andere Ursache, insbesondere kein Hypophysenadenom, gesehen werden konnte.

Danach Diagnostik im Schlaflabor mit Polysomnographie, Feststellung eines mittelschweren obstruktiven Schlaf-Apnoe-Syndroms und einer Narkolepsie bei Adipositas. Therapie: Schlafhygiene, Theophyllin zur Nacht. Später wurde Moclobemid verordnet.

## Angaben bei der Erstvorstellung

Aussetzer mit Sturz, bereits im Jugendalter als Schülerin einmalig aufgetreten. Patientin stolperte, als sie im Laufen eingeschlafen ist. Sie lag dann ca. 5-10 min schlafend auf dem Bürgersteig.

Stärkere Emotionen, Anstrengung, Aufregung, Ärger und Anspannung provozieren imperatives Einschlafen. Es geschieht häufiger, dass sie während einer Aktivität einschläft. Ansonsten keine Änderungen, Befinden relativ gut.

## Anamnese

### Eigenanamnese:
Die Patientin machte die üblichen Kinderkrankheiten durch, aus Kindheit und Jugend sind keine Besonderheiten bekannt.
Gehäuft Bronchitis und Heuschnupfen

1984: Pfeiffersches Drüsenfieber
1992: Bänderriss, Sprunggelenk rechts – OP
1992: Toxoplasmose

### Familienanamnese:
Mutter: 64 Jahre, Diabetes mellitus
Vater: 69 Jahre, gesund
Schwester (+ 2 Jahre): Hüftgelenksdysplasie, ansonsten gesund
Schwester (- 1 Jahr): gesund
Großmutter mütterlicherseits: an Hirntumor verstorben

In der Familie sind sonst keine relevanten Erkrankungen bekannt.

### Sozialanamnese:
Seit Schule und Lehre als Altenpflegerin tätig.
Verheiratet, der Ehemann ist als Instandhaltungsmechaniker tätig. Keine Kinder.

*ABBILDUNG 1:*
*Stärkere Emotionen, z.B. Stress, provozieren bei der Patientin imperatives Einschlafen.*

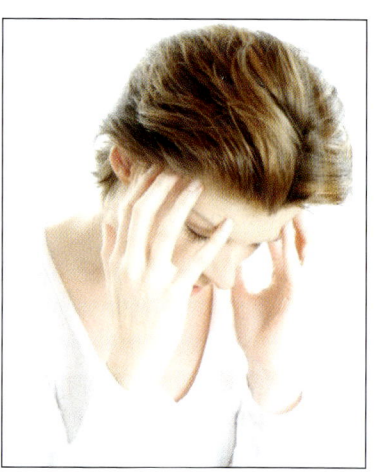

© panthermedia / W.Heiber

# Aktuelle Diagnostik

### Psychisch:
Die Patientin ist zeitlich, personell, örtlich und situativ uneingeschränkt orientiert. Sie ist bewusstseinsklar ohne Hinweise für eine qualitative oder quantitative Bewusstseinsstörung. Die Stimmung ist adäquat, für eine relevante Verstimmung oder Suizidalität konnten keine Hinweise gesehen werden. Psychomotorik und Antrieb sind ungestört, die Affektivität zeigt keine Besonderheiten, insbesondere die affektive Schwingungsfähigkeit ist unbeeinträchtigt. Die Gedankeninhalte sind nachvollziehbar, es liegt keine produktive Psychopathologie und keine Ich-Störung vor. Der formale Gedankengang ist in sich folgerichtig und ungestört. Konzentration, Auffassungsvermögen, Merkfähigkeit und Gedächtnisfunktionen sind nicht gestört. Die Intelligenz erscheint alters- und bildungsentsprechend. In der Untersuchungssituation verhielt sich die Patientin angemessen und der Anamneseerhebung sowie der Erörterung biografischer und medizinischer Sachverhalte gegenüber aufgeschlossen. Kritik- und Urteilsvermögen, insbesondere hinsichtlich der Krankheitseinsicht, sind gut ausgebildet. Äußerlich erscheint die Patientin gepflegt.

Die sprachlichen Äußerungen bewegen sich auf angemessenem Niveau. Die psychische Belastbarkeit erscheint gut, die soziale Kontaktfähigkeit ausreichend ausgebildet.

### Neurologisch:
Patientin bietet regelrechten Hirnnervenstatus. Augenhintergrund orientierend unauffällig, insbesondere keine Stauungspapille. Extremitäten mit seitengleichem Muskeltonus und ungestörter Trophik. Aktive und passive Beweglichkeit ohne Einschränkungen, keine Paresen oder Störungen der Feinmotorik bzw. Diadochokinese. Muskeleigenreflexe seitengleich und nicht gesteigert oder abgeschwächt.
Sensibilität in allen Qualitäten ohne Ausfälle angegeben. Gang, Stand und Gleichgewichtsprüfungen ohne pathologische Besonderheiten.

# Therapie und Verlauf

**24.1.2002:** Die Patientin schildert eine Angststörung mit Panikattacken im wahrscheinlich kausalen Zusammenhang mit der Grunderkrankung als pathologische reaktive Entwicklung auf die unvorhersehbaren und unkontrollierbaren Ereignisse ohne weitergehende Psychopathologie. Die Behandlung wurde mit Moclobemid fortgesetzt. Die Narkolepsie stand in der Beschwerdeschilderung nicht im Vordergrund. Die Patientin hatte sie akzeptiert, und wegen des relativ seltenen Auftretens von Symptomen war sie nicht an einer intensiveren Behandlung interessiert.

**14.8.2003:** Zwischenzeitlich keine Behinderung am Arbeitsplatz, subjektiv nur geringe Beeinträchtigung wegen relativ guten Gesamtbefindens und seltenen Problemen mit der Narkolepsie. In den letzten Wochen durch vermehrten Stress Häufung von Schlafphasen am Tage sowie stets bei psychischer Belastung. Aussetzer mit Sturz erlebt, bereits so in der Jugend als Schülerin einmalig aufgetreten. Patientin stolperte, als sie im Laufen eingeschlafen ist. Sie lag dann ca. 5-10 Minuten schlafend auf dem Bürgersteig. Es geschieht jetzt häufiger, dass sie während einer Aktivität einschläft. Insgesamt sind die Schlafattacken aber noch relativ selten. Ansonsten keine Änderung, Befinden relativ gut. Die gegenwärtige Hitze belastet die Patientin sehr. Einsatz von Vigil®, da mittlerweile doch berufliche Probleme entstanden sind. Dosierung: täglich 1-2.

**9.9.2003:** Es geht mit Vigil® ganz gut. Deutlich besseres Befinden als mit Moclobemid. Bei Extremsituationen mit Aufregung und Stress reagiert die Patientin aber doch mit verstärktem Einschlafen.

**1.12.2003:** Es geht der Patientin gut, Vigil® wirkt. Nur manchmal ist sie subjektiv verlangsamt. Keine Schlafattacken mehr. Schwerbehinderung 50 % anerkannt.

**23.11.2004:** Im letzten Jahr Auftreten von phasenhaften Episoden von Schlafanfällen, insbesondere durch starke Emotionen provoziert. Im Oktober hatte die Patientin einen Magen-Darm-Infekt.
Die Patientin hat in diesem Jahr den Arbeitsplatz gewechselt, ist in derselben Einrichtung jetzt in der Kurzzeitpflege eingesetzt.

**16.1.2006:** Am 11.11.2005 kleiner Unfall aufgrund der Narkolepsie. Die Patientin stürzte bei einem „Blackout" und zog sich eine Rippenprellung und ein großes Hämatom zu. Ansonsten noch gelegentlich kleinere Geschehnisse gleicher Art ohne Verletzungen. Im Wesentlichen unveränderter Zustand.

**13.3.2006:** Von der Grunderkrankung her keine Besonderheiten. Immer mal kleine Attacken, aber nichts Schlimmes. Auch sonst keine Probleme.

**20.4.2006:** Aktuell Erschöpfungszustände, die Patientin kann nicht arbeiten gehen. Sie hat bereits gute Erfahrungen mit Vitamin B gemacht. Das möchte sie wieder versuchen.

**28.4.2006:** In der letzten Woche ging es der Patientin wieder besser, als die Sonne schien. Sie merkt selbst eine Lichtabhängigkeit der Befindlichkeit. Regelmäßig im Februar wird sie matt, und im Mai wird es dann wieder besser.

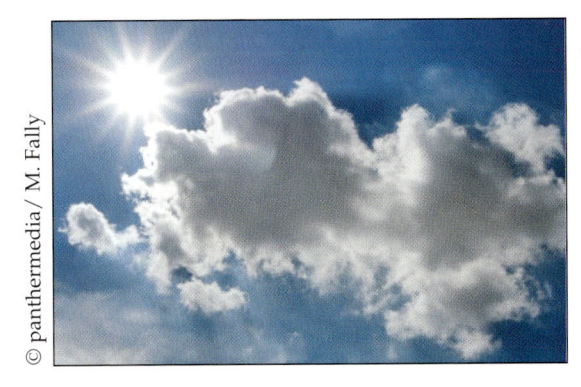

ABBILDUNG 2:
*Die Befindlichkeit der Patientin scheint lichtabhängig zu sein. In den Sommermonaten fühlt sie sich besser.*

Aktuell gab es viel Arbeit, und die Patientin musste sich sehr anstrengen. Ostern war sie sehr mitgenommen, erschöpft und kam mit der Arbeit kaum noch zurecht, schlief sehr viel.
Aktuell ist keine Behandlung notwendig, weil es der Patientin wieder besser geht.

**11.12.2006:** Es geht der Patientin relativ gut. Gelegentlich hat sie narkoleptische Phasen, diese sind aber so selten, dass die Patientin sich nicht wesentlich beeinträchtigt fühlt. Vor allem, wenn die Patientin mehr Stress hat, kommt es zu diesen Phasen. Ohne Stress, Aufregung oder höhere Arbeitsanforderungen kommt es sehr selten zu narkoleptischen Anfällen. Da die meisten Bekannten darum wissen, findet sich immer eine Regelung, die anderen passen dann auf.
Bei bestimmten Musikstücken, die sie mit ihrem Chor singt, tritt regelmäßig ein narkoleptischer Anfall auf. Da das aber nicht immer mit geschlossenen Augen geschieht, fällt das nicht so sehr auf. Die Patientin achtet sehr darauf, dass sie sich nicht in problematische Situationen begibt. Familie und Kollegen unterstützen sie sehr.

**20.4.2007:** Einsatz von Xyrem®, da die Leistungsfähigkeit deutlich gemindert und die Patientin zunehmend mit der Situation unzufrieden ist. Dosierung: täglich 3 g in 2 Dosen.

**11.6.2007:** Unter Xyrem® hat sich das Befinden gebessert. Die Patientin hat keinen Anfall mehr gehabt, obwohl sie immer noch nur 3 g nimmt und die Dosis nicht gesteigert hat.

**18.2.2008:** Insgesamt gutes Befinden, noch keine Dosissteigerung. Die Patientin hat keine Schlafattacken mehr. Sie möchte aber weiterhin Vigil® und Xyrem® nehmen.

**Medikamente:**
Moclobemid 300 mg (1-0-0-0)
Vigil® 100 mg (1-0-0-0)
Xyrem® nachts 2 x 1,5 g (insgesamt 3 g )

**Korrespondenzadresse:**
Dr. med. Michael Kirsch
FA für Psychiatrie, Neurologie
und Psychotherapie
Schweriner Straße 50
01607 Dresden

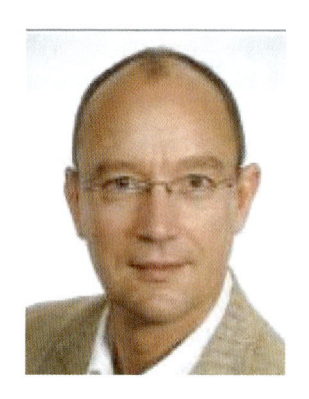

**Stellenwert der Narkolepsie-Behandlung in der Praxis:**
Es handelt sich hier um eine Nervenarztpraxis mit ca. 50 % Anteil neurologischer Tätigkeit durch einen Schwerpunkt in der MS-Therapie und jeweils ca. 25 % psychiatrischer und psychotherapeutischer Arbeit.

Die Behandlung von Narkolepsie ist auf wenige Patienten beschränkt, die Erfahrung damit relativ gering.

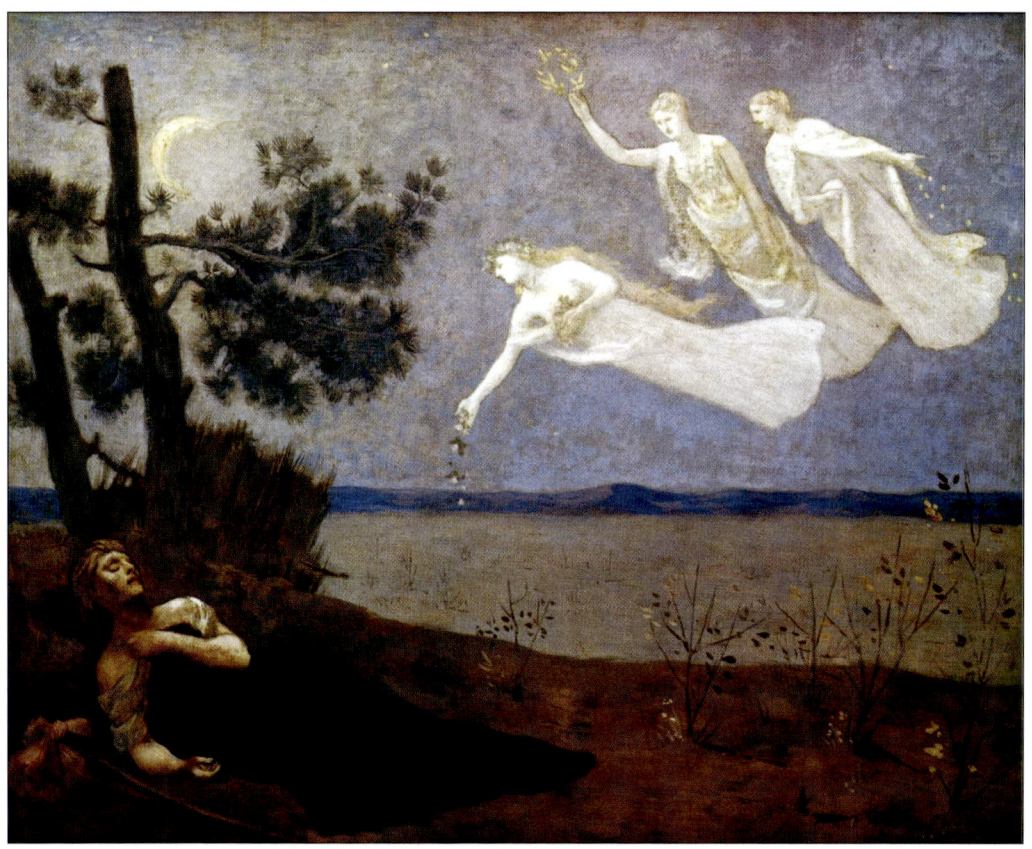

"Der Traum" von Pierre-Cécile Puvis de Chavannes, 1883

**Pierre-Cécile Puvis de Chavannes**
* 14. Dezember 1824 in Lyon, † 24. Oktober 1898 in Paris. Bedeutendster Dekorationsmaler Frankreichs, schuf zahlreiche Wandmalereien für öffentliche Gebäude, darunter das Panthéon, die Rathäuser von Paris und Poitiers, die Sorbonne, verschiedene französische Museen und die Bibliothek von Boston. Seine frühen Gemälde standen unter dem Einfluss der Romantik, hauptsächlich sind seine Werke jedoch im Symbolismus anzusiedeln, obwohl sich Puvis ausdrücklich dagegen verwahrte, diesem Stil zugeordnet zu werden. Die Figuren sind zumeist groß, monumental gesetzt und in Posen der Antike wiedergegeben.

**Der Traum** (Le rêve) entstand 1883 und ist im Walters Art Museum in Baltimore, USA ausgestellt. Puvis verzichtet im Laufe seiner Entwicklung nach und nach auf jeden Hell-Dunkel-Effekt. Wie hier im **Traum** wirken die Figuren ätherisch und unwirklich; zu ihrer Traumhaftigkeit tragen die undurchsichtigen Farben bei, die spärliche Ausarbeitung von Details und wenig nuancierten Farbstufen.

# Müde Studentin

*Dr. med. Henryk Mainusch*

## Patientendaten

– Geboren am 8.6.1979
– Weiblich
– 160 cm, 63 kg
– In der Praxis seit Oktober 2004
– Übernahme der Vorbehandlung einer auf Narkolepsie spezialisierten Neurologin

## Aktuelle Diagnose

– Narkolepsie mit Kataplexie

## Bisherige Diagnose und Therapien

– Narkolepsie mit Kataplexie

## Aktuelle Symptomatik bei Erstvorstellung

– Vollbild einer Narkolepsie mit Einschlafattacken, Kataplexien, hypnagogen Halluzinationen und Schlaflähmungen

## Anamnese

**Eigenanamnese:**
Erstmals mit dem 12. Lebensjahr traten Lähmungen mit Halluzinationen auf.
Zum 15. Lebensjahr trat eines Tages plötzliche Müdigkeit während des Besuches der Oberschule auf.
Erste Einschlafattacken im Jahr 2002. Während der Müdigkeitsphasen kam es zu automatisierten Handlungen, es wurde teilweise auch weiter gesprochen. Zunächst keine Kataplexien. Die Untersuchung im Schlaflabor erbrachte die Diagnose.
2004 kam es alle zwei Nächte zu Schlaflähmungen, der Schlaf war nicht mehr erholsam. Morgens war sie sehr müde, wollte zunächst keine Medikamente.

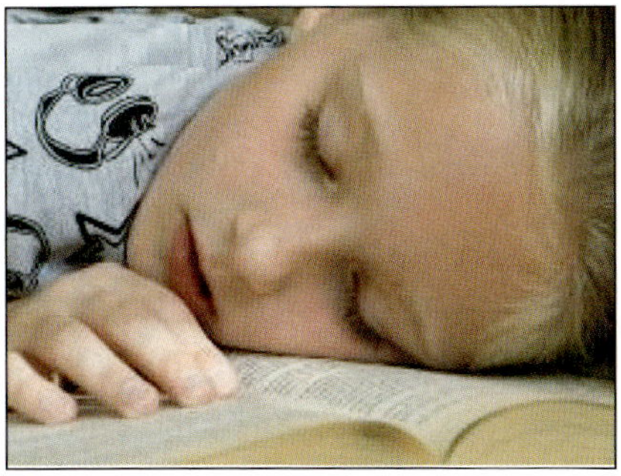

**ABBILDUNG 1:**
*Die Narkolepsie tritt häufig bereits im Kindesalter auf.*

Erstmals 2005 traten im Verlauf des Jahres zwei bis drei Kataplexien bei starker Freude auf.

**Familienanamnese:**
Keine Narkolepsie.

**Soziale Anamnese:**
Ledig, keine Kinder, Studentin.

## Aktuelle Diagnostik

**Wie wurde die Diagnose gestellt?**
4/2002 Schlaflabor
4/2002 Multipler Schlaf-Latenz-Test
4/2002 Molekulargenetische Untersuchung

**Befunde:**

**Schlaflabor:** Regelrechte Einschlaflatenz (14 min). Kein SOREM, REM-Zeit deutlich vermindert (14,8 %), Stadium 1 (12,7 %) und Tiefschlafstadien (18,6 %) vermehrt. Auffallend ist eine häufige Unterbrechung insbesondere der REM-Phasen durch kurze Weckreaktionen und Übergang ins Schlafstadium 1. Totale Schlafzeit: 7 h 41 min.

**Multipler Schlaf-Latenz-Test:** Durchschnittliche Einschlaf-Latenz bei 5 Untersuchungen: 4,5 min. In 4 von 5 Einschlaf-Versuchen trat ein SOREM auf. 2 x trat beim Wecken eine Schlaflähmung auf mit einem fehlenden Muskeltonusanstieg und der Unfähigkeit, zu sprechen oder sich zu bewegen.

**Molekulargenetische Untersuchung:** HLA DQB1*0602 positiv, DR2 positiv.

*ABBILDUNG 2:*
*Kurze Naps tagsüber können eine sinnvolle Alternative zur medikamentösen Therapie sein.*

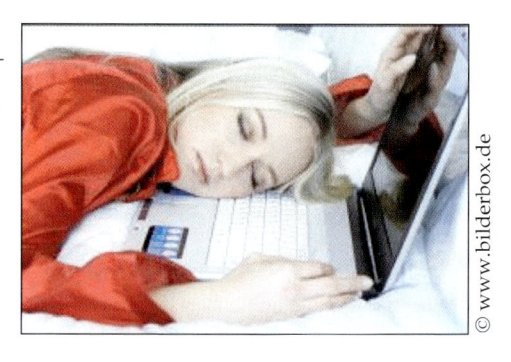

## Therapie und Verlauf

**Therapeutische Maßnahmen:**
**Nicht-medikamentöse Therapie:**
Angemessene Schlafhygiene und kurze Naps tagsüber. Vermeidung von Alkohol.

**Medikamentöse Therapie:**
Seit 2006 Initialbehandlung mit Xyrem® 2 x 2,25 g, da gleichermaßen Kataplexien und Einschlafattacken vorliegen. Keine Therapie einer comorbiden Störung.
Alle drei Monate Kontrolle und gegebenenfalls Anpassung des Therapieregimes geplant. Keine Nebenwirkungen.

**Therapieverlauf unter Xyrem® in Bezug auf die Hauptsymptome:**
Zunächst Reduktion der Tagesmüdigkeit und der Einschlafattacken, jedoch weiterhin Kataplexien bei starker Freude. Nur leichter Rückgang der hypnagogen Halluzinationen.
Insgesamt wird demnächst eine Dosissteigerung geplant.

**Korrespondenzadresse:**
Dr. med. Henryk Mainusch
FA für Neurologie
Brunowstraße 52
13507 Berlin

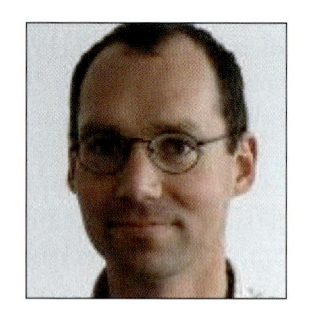

**Stellenwert der Narkolepsie-Behandlung in der Praxis:**
Die Narkolepsie bildet einen Schwerpunkt in der Praxis. Regelmäßig kommen 22 Patienten zur Behandlung. 9 von diesen Patienten erhalten Xyrem®.

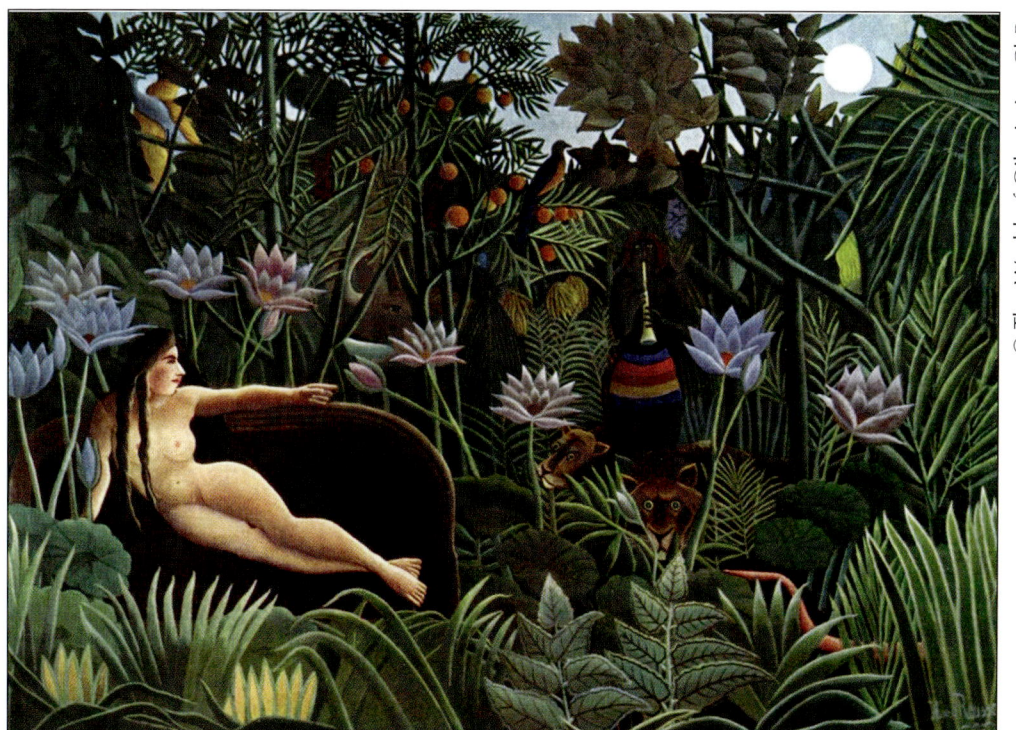

"Der Traum" von Henri Rousseau, 1910

### Henri Julien Félix Rousseau

* 21. Mai 1844 in Laval (Mayenne), Frankreich, † 2. September 1910 in Paris. Rousseau (genannt Le douanier, der Zöllner) ist ein bedeutender Vertreter der Naiven Kunst, er überhöhte seine realistische Malerei ins Phantastische, manchmal ins Exotische. Rousseau gilt als einer der Wegbereiter des Surrealismus. Wichtig war die Freundschaft mit Guillaume Apollinaire, durch den er Beziehungen zur künstlerischen Avantgarde anknüpfen konnte. Rousseau liebte klare Konturen, harte Kontraste ohne Übergänge; er verwendete leuchtende Kontaktfarben ohne Schatten.

***Der Traum [der Yadwiga]*** (Le rêve), zu sehen im Museum of Modern Art in New York, entstand 1910 in Paris. Eine unbekleidete Frau liegt auf einem Kanapee mitten im Urwald und widmet sich der Musik eines Eingeborenen, der Flöte spielt. Hinter den üppigen Blättern verbirgt sich die Angst vor der Wirklichkeit und gleichzeitig die poetische Beschwörung einer Welt, in der sich Aggression, Erotik und Schrecken die Waage halten. Der Urwald schimmert in mehr als fünfzig Grüntönen. Max Beckmann schrieb: „Ich dachte oft an meinen großen alten Freund, Henri Rousseau, diesen Homer in der Portiersloge, dessen prähistorische Träume mich manchmal in die Nähe der Götter versetzt haben."

# Immer, wenn sie lacht

*Dipl.-Psych. Dr. phil. Hans-Günter Weeß*

## Patientendaten

- Patientin MAK, geboren am 20.7.1988
- Weiblich
- 168 cm, 99,4 kg, BMI 35,2 kg/m²
- In der Praxis bzw. im Schlafzentrum behandelt seit: 29.5.2007
- Überwiesen vom Neurologen

## Aktuelle Diagnosen

- Narkolepsie mit Kataplexie
- Z.n. Asthma bronchiale
- Adipositas

## Aktuelle Symptomatik bei der Erstvorstellung

Tagesschläfrigkeit, Kataplexien bis zu 20 pro Tag, emotional ausgelöst; zumeist durch Lachen. Leichte Insomnie.

## Anamnese

### Eigenanamnese:
Erstmalige Aufnahme zur Polysomnographie mit Verdacht auf Narkolepsie bei vorberichteten Kataplexien. Keine ausgeprägten insomnischen Beschwerden bei einer Bettzeit von 21.30 bis 4.00 Uhr. 2-3 Nykturien, morgens kein Überhang, keine Mundtrockenheit, keine Kopfschmerzen.
Es wird von hypnagogen Halluzinationen berichtet, zumeist würden dabei Wölfe ins Haus eindringen. Hypnopompe Halluzinationen werden verneint.
Fragliche schlafparalytische Ereignisse werden berichtet. Sie wäre auf der Couch gelegen, habe sich nicht bewegen können und habe dann einfach weiter geschlafen.
Es wird von bis zu 20 Kataplexien durch Lachen ausgelöst berichtet. Es würden die Beine einknicken, Halteversuche würden häufig fehlschlagen, sie falle dann innerhalb von Sekunden um, das Bewusstsein bleibe dabei vollständig erhalten. Die Kataplexien würden durchschnittlich 10-

20 Sek. andauern, es wird aber auch von Ereignissen bis zu einer Minute berichtet.

Tagesschläfrigkeit bestünde in wechselhafter Ausprägung. Es wird von einer erhöhten Monotonie-Intoleranz mit Einschlafen als Beifahrerin im Auto und in motorischen Ruhesituationen (Sitzen auf der Couch, Fernsehen, Gespräche), nicht jedoch bei der Arbeit, berichtet. Automatische Verhaltensweisen in Situationen mit erhöhter Schläfrigkeit, wie z.B. Spielen mit dem Schlüssel, sind eruierbar.

Die Kataplexien seien erstmals vor 2 Jahren aufgetreten, der Neurologe habe kataplektische Attacken diagnostiziert. Behandlungsversuche mit Modafinil und Anafranil® (Dosierung bis 75 mg) seien ohne Erfolg gewesen.

Anamnestisch keine Hinweise auf eine anderweitige (hypersomnische) Schlafstörung.

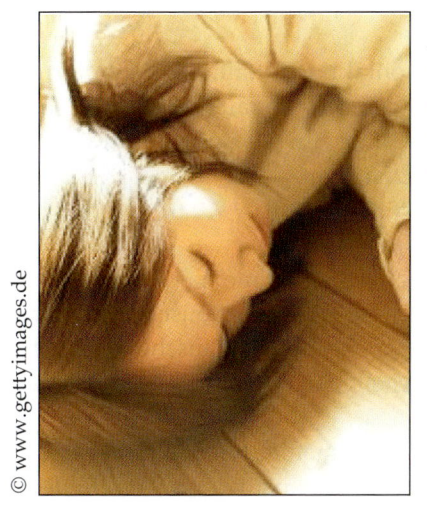

*Abbildung 1:*
*Die Patientin erleidet bis zu 20 Kataplexien am Tag, meistens ausgelöst durch Lachen, bei denen ihr die Beine wegknicken.*

© www.gettyimages.de

**Familienanamnese:**
Ledig, lebt in eigener Wohnung, keine Kinder, Ausbildung als Zierpflanzengärtnerin. Wird zu den Untersuchungsterminen vom Vater gebracht. Eltern leben getrennt.

**Suchtmittelanamnese:**
Zigaretten; selten Alkohol. Kein Kaffee.

**Medikamentenanamnese:**
Keine Medikamente

## Aktuelle Diagnostik

Es wurden zwei diagnostische Polysomnographien nach dem Standard der DGSM und ein Multipler Schlaf-Latenz-Test durchgeführt. Weiterhin eine neuropsychologische Untersuchung zur Erfassung potentieller Leistungseinschränkungen am Tage im Hinblick auf Arbeitsfähigkeit und Fahrtauglichkeit sowie ein pupillographischer Schläfrigkeitstest (PST). Neben den üblichen Laborparametern wurde eine HLA-DR2 DQB1*0602-Bestimmung vorgenommen. Aufgrund der eindeutigen klinischen Symptomatik und der eindeutigen schlafmedizinischen Untersuchungsbefunde wurde auf eine Orexin-Bestimmung mittels Lumbalpunktion verzichtet.

## Befunde

### Psychopathologischer Befund:
Bewusstseinsklar, voll orientiert; im Kontakt unauffällig, Denken formal und inhaltlich geordnet. Kein Wahn, keine Halluzinationen, keine Ich-Störung. Affekt ausgeglichen, Schwingungsfähigkeit erhalten. Kein Lebensüberdruss, von Suizidalität distanziert.

### Internistischer und neurologischer Aufnahmebefund:
EZ normal, AZ gut. Kopf und Hals unauffällig. Pulmo: perkutorisch und auskultatorisch unauffällig. Cor: Herztöne rein, rhythmisch, normofrequent. Abdomen: weich, kein Druckschmerz, Darmgeräusche regelrecht. Keine Ödeme, peripherer Pulsstatus regelrecht. Nierenlager frei, Wirbelsäule nicht klopfschmerzhaft.
Hirnnerven unauffällig, keine latenten oder manifesten Paresen. Muskeleigenreflexe seitengleich mittellebhaft. Keine pathologischen Reflexe. Stand, Gang und Koordination sicher. Sensibilität seitengleich unauffällig.

### Polysomnographie:
In der ersten Ableitnacht findet sich ein Schlafprofil mit leicht erhöhtem Wach-Anteil, altersentsprechendem Leichtschlaf- und reduziertem Tiefschlaf-Anteil. Bei gut ausgeprägter Schlafzyklik (4 vollständige Schlafzyklen werden durchlaufen) sind die Schlaffragmentierung und die Anzahl von Weckreaktionen (Arousal-Index: 12/h) gering ausgeprägt. Die Einschlaflatenz (erstes Auftreten von Schlafstadium N1) ist mit 4,5 min verkürzt, ebenfalls mit 12,5 min die REM-Latenz. Der Apnoe-Hypopnoe-Index liegt mit 1/h im unauffälligen Bereich, ebenso die Anzahl der periodischen Beinbewegungen mit 11,7/h. Die Wachzeit während der Schlafperiode ist mit 32,5 min erhöht.

Das Schlafprofil der zweiten Ableitnacht erbrachte keine weiterführenden Erkenntnisse und war vergleichbar mit der ersten polysomnographischen Ableitung.

### Multipler Schlaf-Latenz-Test:

Der Multiple Schlaf-Latenz-Test wurde zu 5 definierten Zeitpunkten am Tage unter standardisierten polysomnographischen Bedingungen durchgeführt. Die Untersuchungszeitpunkte waren 9.00 Uhr, 11.00 Uhr, 13.00 Uhr, 15.00 Uhr und 17.00 Uhr. REM-suppressive Medikamente wurden innerhalb der 2 Wochen vor Untersuchung nicht eingenommen.

Es findet sich eine pathologische mittlere Einschlaflatenz von 4,5 min über alle Untersuchungszeitpunkte und in 3 der 5 Untersuchungen ein SOREM mit einer Latenz von 3 min in der 9.00-Uhr-Bedingung, von 3 min in der 11.00-Uhr-Bedingung und von 4 min in der 15.00-Uhr-Bedingung. Die Ergebnisse stehen in deutlicher Übereinstimmung mit Narkolepsie-Patienten. Das Minimalkriterium „2 von 5 MSLT mit SOREM" für die Diagnosestellung „Narkolepsie" wird erfüllt.

### Vigilanztest nach Quatember und Maly:

Es wurde zu Zeitpunkten des circadian bedingten Leistungshochs (10.00 Uhr) und Leistungstiefs (14.00 Uhr) ein 60-minütiger Vigilanztest unter der Bedingung „low event rate", d.h. die kritischen Stimuli treten sehr selten auf (60 Reize pro Stunde), durchgeführt.

Die Patientin erzielte in der 10.00-Uhr-Bedingung einen T-Wert von 31 und einen Prozentrang von 3 (das bedeutet: 97% der entsprechenden Normstichprobe erzielen gleich gute oder bessere Werte), was einem deutlich unterdurchschnittlichen Ergebnis und einer geringen Monotonie-Intoleranz entspricht. In der 14.00-Uhr-Bedingung erzielte die Patientin mit einem T-Wert von 49, was einem Prozentrang von 47 entspricht, ein durchschnittliches Ergebnis.

### Pupillographischer Schläfrigkeitstest (PST):

Der PST wird zur Erfassung der tonischen zentralnervösen Aktivierung und damit zur Erfassung von potentieller Tagesschläfrigkeit über 5 Messzeitpunkte am Tage vor einem jeweiligen MSLT eingesetzt. Pathologische PST-Werte wurden bei der Patientin um 9.00 Uhr (PUI = 19,16), 11.00 Uhr (PUI = 8,94) und 13.00 Uhr (PUI = 7,97) erfasst. Damit deutliche Hinweise auf eine erhöhte Tagesschläfrigkeit, insbesondere in der ersten Tageshälfte.

*Abbildung 2:*
*Pupillographischer Schläfrigkeitstest.*

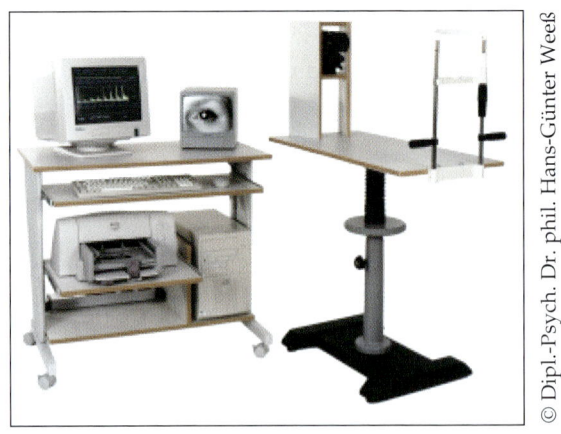

© Dipl.-Psych. Dr. phil. Hans-Günter Weeß

**Epworth Sleepiness Scale (ESS):**
Punktwert von 16, damit deutlich erhöhte Schläfrigkeit in Alltagssituationen mit erhöhter Einschlafneigung.

**Urinscreening auf (antriebssteigernde) Medikamente und Drogen:**
Negativ

**HLA-Faktor DR2 DQB1*0602**
Positiv

**Blutbild:**
Mit Ausnahme einer grenzwertig erhöhten Leukozytenzahl, grenzwertig erhöhten, nicht nüchtern abgenommenen Glucose-Werten unauffälliges Blutbild inklusive unauffälliger TSH-Werte.

**Zusammenfassung und Bewertung:**
Polysomnographisch konnte in beiden Nächten eine verringerte Einschlaflatenz beobachtet werden. In der ersten diagnostischen Polysomnographie konnten für eine Narkolepsie typische SOREMs beobachtet werden. In beiden Ableitnächten findet sich ein leicht erhöhter Wach-Anteil während der Schlafperiode. Ansonsten stellen sich die polysomnographischen Befunde weitestgehend altersentsprechend dar. Eine schlafbezogene Atmungsstörung oder periodische Beinbewegungen während des Schlafs konnten ausgeschlossen werden.

Im MSLT zeigt sich ein Narkolepsie-typischer Befund mit 3 x SOREM in 5 MSLT-Untersuchungen.

Das HLA-Antigen wurde in positiver Ausprägung festgestellt, wie es bei nahezu 100 % kaukasischer Narkolepsie-Patienten und nur 25 % der kaukasischen Normalbevölkerung auftritt (vgl. z.B. Billiard et al., 1986).

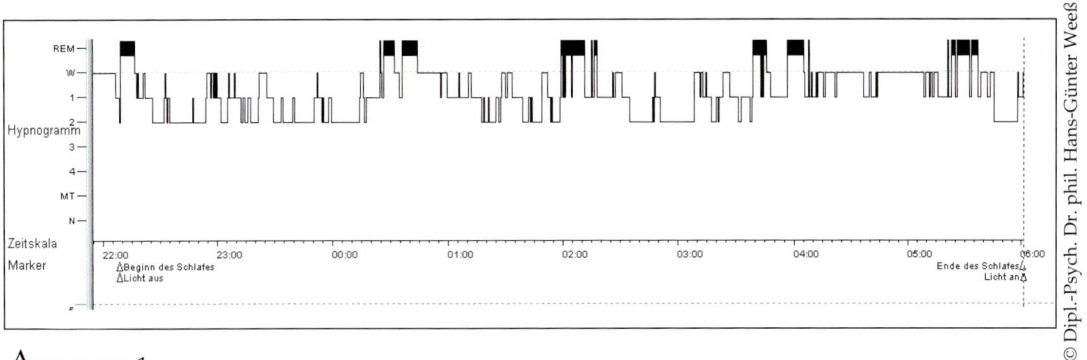

**ABBILDUNG 1:**
Hypnogramm der Patientin. Sleep-Onset-REM und nächtliche Schlaffragmentierung mit SWS-Reduktion und Erhöhung von S2 und S1 als typisches Merkmal der Narkolepsie. REM = Rapid Eye Movement Sleep; W = Stadium Wach, 1 = Stadium 1, 2 = Stadium 2, 3 und 4 = Tiefschlaf.

Untersuchungen zur Tagesschläfrigkeit objektivieren die subjektiv von der Patientin geschilderte Monotonie-Intoleranz und erhöhte Einschlafneigung in monotonen Situationen. Eine Fahrtauglichkeit ist zum Zeitpunkt der Diagnosestellung aufgrund Kataplexien in deutlicher Ausprägung und Häufigkeit sowie Tagesschläfrigkeit mit Monotonie-Intoleranz nicht gegeben.

Die Arbeitsfähigkeit ist aufgrund der Kataplexien und der Tagesschläfrigkeit nicht eingeschränkt, da sich aufgrund der spezifischen Arbeitsplatzsituation als Zierpflanzengärtnerin kein erhöhtes Eigen- oder Fremdgefährdungspotential feststellen lässt.

## Therapie und Verlauf

### Therapeutische Maßnahmen:
### Nicht-medikamentöse Therapie:
Im stationären Setting im Rahmen von verhaltenstherapeutischen Sitzungen Aufbau von Copingstrategien und verhaltensmedizinische Schulung zum Umgang mit dem Krankheitsbild und dessen Therapie. Nach der Diagnosestellung zeigte die Patientin vorübergehend ein (reaktives) depressives Erleben, welches unter der psychotherapeutischen Behandlung rasch remittierte. Sozialmedizinische Beratung.

### Medikamentöse Therapie:
Aufgrund der Medikamentenunverträglichkeit unter Modafinil und Anafranil® (erhöhte Tagesschläfrigkeit, Kopfschmerzen) Einstellung auf Natriumoxybat im stationären Rahmen:

Anfangsdosis Natriumoxybat 2 x 2,25 g (1. Dosis direkt vor Schlafbeginn, 2. Dosis 3,5 h nach Schlafbeginn, Wecker!)

Nach 4 Tagen Dosissteigerung auf 6 g (2 x 3 g), da keine relevante Besserung hinsichtlich Kataplexien, aber bereits Besserung der Tagesschläfrigkeit.

Nach 3 Tagen Dosissteigerung auf 9 g (2 x 4,5 g), da nur Teilremission der Kataplexien.

Nach weiteren 3 Tagen Entlassung mit 9 g Natriumoxybat und ambulante Wiedervorstellung 6 Wochen später vereinbart. Zum Entlassungszeitpunkt keine Nebenwirkungen; Teilremission der Kataplexien (ca. 2-5 pro Tag in abgeschwächter Form). Keine Tagesschläfrigkeit. Wiedervorstellung vereinbart, da Natriumoxybat bis zu 6 Wochen benötigt, um seine volle Wirksamkeit hinsichtlich Kataplexien zu entwickeln.

Ambulante Vorstellung: Nach 6 Wochen nahezu vollständige Remission der Kataplexien.

Im Verlauf, insbesondere bei starker Hitze, entwickelten sich Übelkeit mit Erbrechen und Kopfschmerzen, auch Schwindelgefühle.

Durch eine Dosisreduktion auf 6 g (2 x 3 g) konnten die Nebenwirkungen beseitigt werden, allerdings im weiteren Verlauf unter reduzierter Dosis erneute Zunahme der Kataplexien. Nach weiteren 4 Wochen erneute Dosissteigerung auf 9 g, darunter keine Nebenwirkungen mehr, aber weiterhin vereinzelt Kataplexien in abgeschwächter Form und geringerer Häufigkeit. Unter zusätzlicher Gabe von Venlafaxin 75 mg (1. Woche 37,5 mg; 1-0-0) vollständige Remission der Kataplexien. Eine Kontroll-Polysomnographie unter 9 g Natriumoxybat erbrachte einen unauffälligen polysomnographischen Befund. Nächtliche respiratorische Ereignisse wurden nicht in gehäufter Zahl beobachtet, die Anzahl periodischer Beinbewegungen im Schlaf war unverändert im Normbereich. Lediglich eine verkürzte REM-Latenz war weiterhin zu beobachten.

### Gründe für die Umstellung auf Natriumoxybat:
Erhebliche Krankheitsschwere der Narkolepsie bei gleichzeitig fehlender Wirksamkeit der klassischen Antidepressiva auf Kataplexien und paradoxe Reaktion auf Modafinil.

Kontrolle und ggf. Anpassung des Therapieregimes.

Regelmäßige Vorstellung beim niedergelassenen Nervenarzt. Ambulante Vorstellung im Schlafzentrum bei erforderlichen Änderungen des Therapieregimes.

**Nebenwirkungen:**
Übelkeit mit Erbrechen, Schwindel, Kopfschmerzen konnten in diesem Falle durch eine vorübergehende Dosisreduktion auf 6 g über 4 Wochen beseitigt werden.
Zu Beginn der Therapie mit Natriumoxybat gelegentliches nächtliches Einnässen. Durch eingeschränkte Flüssigkeitsaufnahme am Abend und wiederholte Toilettengänge vor Schlafbeginn konnte das Einnässen vermieden werden.

**Wie war der Therapieverlauf mit Natriumoxybat in Bezug auf die Hauptsymptomatik?**
In diesem schweren Fall konnten erst unter der Zieldosis von 9 g die Kataplexien deutlich reduziert werden. Unter zusätzlicher Gabe von Venlafaxin 75 mg (1-0-0) konnten die Kataplexien vollständig beseitigt werden.

## Zusammenfassung

Es wurde ein Fall mit schwerer Narkolepsie bei einer jungen Patientin vorgestellt. Die Narkolepsie hat in diesem Falle deutliche negative Auswirkungen auf das psychosoziale Leben der Patientin. Klassische medikamentöse Behandlungsansätze waren in diesem Falle ineffektiv. Unter einer Kombinationsbehandlung mit Natriumoxybat und Venlafaxin konnte aktuell eine vollständige Remission des Beschwerdebildes erreicht werden.

**Korrespondenzadresse:**
Dipl.-Psych. Dr. phil. Hans-Günter Weeß
Pfalzklinikum Klingenmünster
Weinstraße 100
76889 Klingenmünster

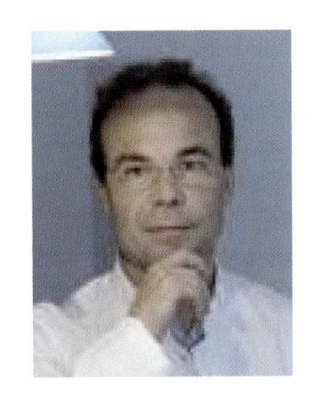

**Stellenwert der Narkolepsie-Behandlung in der Praxis?**
In der schlafmedizinischen Praxis im Schlaflabor ist der Stellenwert der Behandlung der Narkolepsie im Vergleich zu den anderen schlafbezogenen Erkrankungen hinsichtlich der Häufigkeit der Fälle eher geringerer Natur. Anderseits ist aufgrund der Symptomatik der Narkolepsie mit ihren ausgeprägten negativen psychosozialen Auswirkungen auf das Leben der Patienten und dem damit einhergehenden hohen Leidensdruck der Behandlung der Narkolepsie eine hohe Relevanz zuzuschreiben.

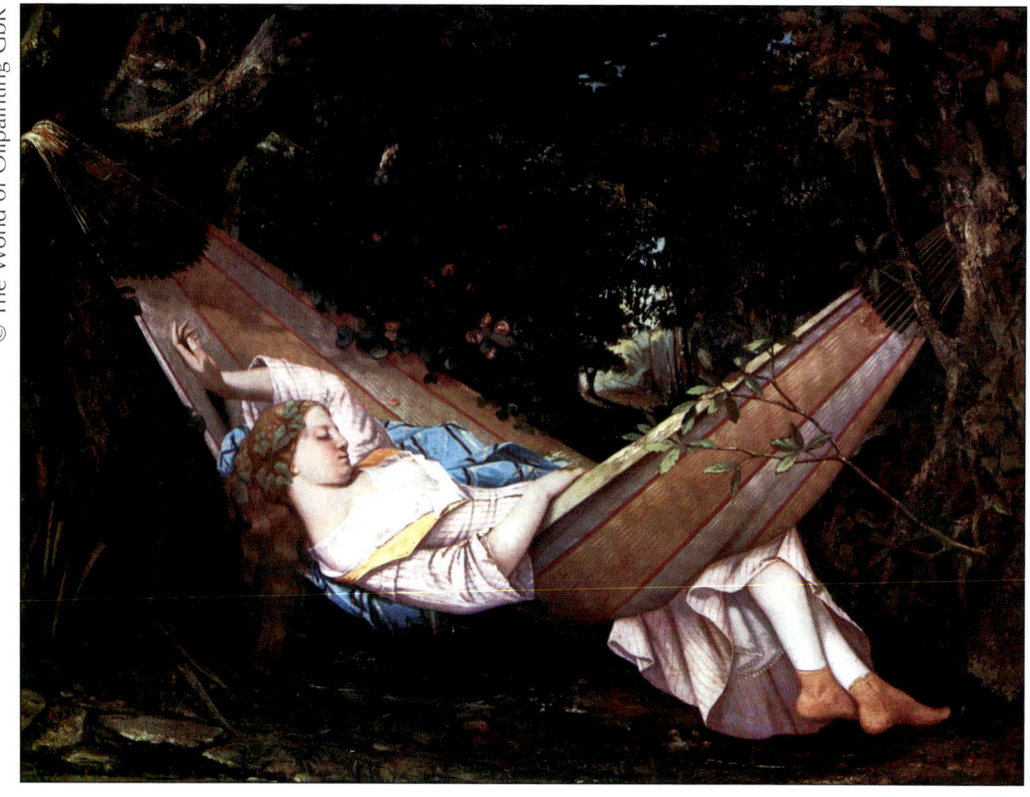

"Die Hängematte" von Gustave Courbet, 1844

### Jean-Désiré-Gustave Courbet

*10. Juni 1819 in Ornans bei Besançon, † 31. Dezember 1877 in La-Tour-de-Peilz, Schweiz. Maler des Realismus und Wegbereiter des Naturalismus; entwickelte seine Technik, indem er im Louvre die Kunstwerke spanischer und holländischer Meister kopierte. Courbet traf sich regelmäßig mit anderen Künstlern und Intellektuellen wie Charles Baudelaire, Pierre-Joseph Proudhon und Max Buchon, in dieser Runde entwickelte sich die neue Kunstströmung des Realismus.

**Die Hängematte** (Le hamac) entstand 1844 in Paris und befindet sich aktuell in der Sammlung Oskar Reinhart am Römerholz in Winterthur, Schweiz.

# Depressive Krankenschwester

*Dr. med. Michael Kirsch*

## Patientendaten

– Geboren am 22.6.1972
– Weiblich
– 172 cm, 58 kg
– In der Praxis seit dem 11.2.2003

## Aktuelle Diagnosen

– Narkolepsie mit Kataplexie
– Rezidivierende depressive Störung, gegenwärtig remittiert

## Bisherige Diagnosen und Therapien

11.2.2003: Schwere depressive Episode ohne psychotische Symptome
03.6.2003: Neurotische Störung, nicht näher bezeichnet
10.7.2003. Andere neurotische Störungen
12.1.2004: Kombinierte und andere Persönlichkeitsstörungen
17.9.2004: Verdacht auf Narkolepsie mit Kataplexie

Seit 2000: Ambulante Psychotherapie, erst Verhaltenstherapie, dann tiefenpsychologisch fundierte Behandlung
Seit 2002: Regelmäßige antidepressive medikamentöse Therapie mit SSRI
2002: Stationäre psychiatrisch-psychotherapeutische Behandlung
2003: Stationäre Psychotherapie
2004: Diagnosestellung Narkolepsie und Einsatz von Vigil®

## Angaben bei der Erstvorstellung

11.2.2003: Patientin stellt sich mit Selbstzweifeln, körperlicher Mattigkeit, Gedächtnislücken und starken Gefühlen von Scham und Schuld vor. Im weiteren Gespräch tritt eine schwere depressive Symptomatik zu Tage.

## Anamnese

### Eigenanamnese:
Die Patientin macht die üblichen Kinderkrankheiten durch, aus Kindheit und Jugend sind keine Besonderheiten bekannt.

| | |
|---|---|
| 3. Lebensjahr: | TE |
| 11/1996: | Entbindung Tochter |
| 10/1999: | Entbindung Sohn |
| Seit 2000: | Psychotherapie |
| 3/2002: | Zweitägiger stationärer Aufenthalt im St.-Marien-Krankenhaus Dresden-Klotzsche |
| 19.4. – 5.6.2002: | Psychiatrisch-psychotherapeutische Behandlung im KH Dresden-Friedrichstadt, Verdacht auf kombinierte Persönlichkeitsstörung, mittelgradige depressive Verstimmung |
| 17.3. – 23.5.2003: | Stationäre Psychotherapie, Anpassungsstörung mit Angst und Depression auf der Basis ausgeprägter Selbstwertkonflikte, Panikstörung |

### Familienanamnese:
Schwestern (+ 2 Jahre, – 6 Jahre) und Kinder gesund
In der Familie sind keine relevanten Erkrankungen bekannt

### Sozialanamnese:
Abschluss EOS
Ausbildung zur Krankenschwester

| | |
|---|---|
| 1994 – 10/1996: | Anstellung im KH Dresden-Friedrichstadt |
| 1996 – 1998: | Erziehungsurlaub |
| 1999 – 2001: | Erziehungsurlaub |
| 9/2002: | Wiederaufnahme der Arbeit als Krankenschwester |

*ABBILDUNG 1:*
*Die Patientin kämpft zeitweilig gegen schwere Depressionen und Angstzustände.*

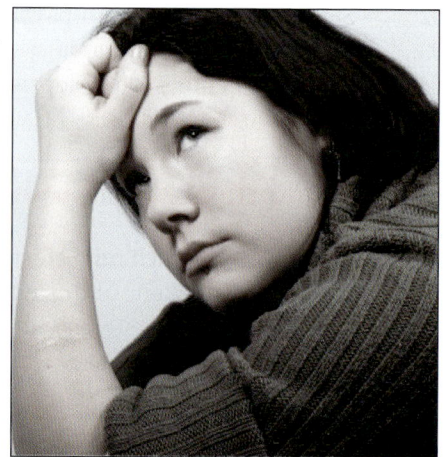

© panthermedia / A. G. Adam

## Aktuelle Diagnostik

### Psychisch:
Die Patientin ist bewusstseinsklar, autopersonell, situativ, örtlich und zeitlich voll orientiert. Der inhaltliche und formale Denkvollzug ist ungestört. Wahrnehmungsstörungen werden negiert und fallen im Untersuchungsablauf auch nicht auf. Es liegen keine Antriebsveränderungen vor, affektiv imponiert die Patientin ausgeglichen, ohne Stimmungsveränderungen oder Störungen der Affektkontrolle. Die Hirnleistungsfähigkeit ist bei orientierender Überprüfung unbeeinträchtigt, ohne Besonderheiten des Auffassungsvermögens, des Gedächtnisses und der Merkfähigkeit.

### Neurologisch:
Hirnnerven ohne pathologischen Befund. Pupillo- und Okulomotorik ungestört. NAP frei. Keine Hypakusis. Nn V und VII ohne Beeinträchtigungen.
Obere Extremitäten mit mittlerem Tonus, ungestörter Trophik, regelrechter Kraftentfaltung und Feinmotorik. Armeigenreflexe seitengleich mittelstark auslösbar. Sensibilität ohne Ausfälle. Bauchhautreflexe in allen Etagen gut auslösbar, Rumpfsensibilität ungestört.
Untere Extremitäten mit ungestörtem Muskeltonus. Keine muskuläre Atrophie. Keine Herabsetzung der Kraftentfaltung. Zehen- und Fersengang gut möglich. PSR, ASR und Add.-R. mittelstark und seitengleich auslösbar. Thermästhesie, Pallästhesie, Algesie, Ästhesie und Tiefensensibilität ungestört. Romberg und Unterberger, Gang, Blindgang und Seiltänzergang unbeeinträchtigt.
Die Diagnose wurde primär klinisch gestellt. Weiterführende Diagnostik 2004 in einem ambulanten Schlaflabor einschließlich Polysomnographie mit dem Ergebnis der Diagnosebestätigung.

## Therapie und Verlauf

**11.2.2003:** Erstvorstellung in der Praxis, Betreuung durch einen Ausbildungsassistenten. Die unterbrochene medizinische Behandlung wurde mit Einsatz eines SSRI in Kombination mit Buspiron wieder aufgenommen. Zur aktuellen Entlastung wurde der Patientin eine teilstationäre Therapie in der Klinik für Psychosomatik, Weißer Hirsch, empfohlen.

**17.9.2004:** Die Patientin hat sich seit der stationären Psychotherapie hier nicht mehr vorgestellt. Die Patientin berichtet von starken Einschlafproblemen, die bereits seit der Schwestern-Ausbildung bestehen. Während sie sich früher trotz dieser Symptomatik noch konzentrieren konnte, gelingt ihr das jetzt kaum noch. Bei monotonen Situationen schläft sie immer wieder ein. Das ist bei Unterhaltungen so, beim Frühstück im Dienst, beim Autofahren und bei vielen anderen Gelegenheiten. Sie kann maximal 5 Minuten lesen, obwohl sie eigentlich ausgeschlafen und nicht müde war. Bei körperlicher Tätigkeit kommt die Patientin zurecht, bei geistiger Arbeit aber schläft sie immer wieder auch ein. Die Patientin bemerkt außerdem eine ausgeprägte Konzentrationsminderung. Auch bei der Dienstübergabe auf der Station fällt es ihr schwer, alles zu erfassen. Die Merkfähigkeit ist beeinträchtigt, und die Patientin vergisst sehr rasch auch dienstlich wichtige Informationen. Bislang seien diese Probleme auf Depressionen geschoben wurden, sie sei allerdings der Ansicht, dass die Depression aus dem Erleben einer Schlafproblematik resultiere.

Im Februar 2003 bestand nach Erinnerung tatsächlich eine depressive Symptomatik, jetzt sei dies aber anders.

**12.10.2004:** Die Patientin berichtet von einer inneren Unruhe, einem Jagen in ihr. Sie kann sich nicht richtig konzentrieren in dieser Situation, fühlt sich wie in Trance. Wenn dieses Erleben abklingt, tritt umgehend die Müdigkeit auf, und die Patientin kann kaum noch wach bleiben. Auch morgens kommt sie kaum aus dem Bett, das Erwachen und Aufstehen fällt ihr sehr schwer. Wenn sie sich ins Bett legt, ist sie umgehend eingeschlafen, mit nur minimaler Latenz von 1-2 Minuten.

EEG und cerebrales MRT bleiben ohne pathologischen Befund.

Im Schlaflabor sprachen sich die Kollegen für eine Narkolepsie aus, darüber hinaus gab es keine pathologischen Befunde.

Bei einer mit großer Wahrscheinlichkeit vorliegenden Narkolepsie ist die Verordnung von Vigil® vorerst probatorisch indiziert. Einsatz von Vigil®, täglich 1 – 2.

**28.10.2004:** Mit Vigil® ist die Patientin nicht mehr ganz so müde. Im Vordergrund stehen jetzt die Unzufriedenheit und ein allgemeines Unwohlsein.

*Abbildung 2:*
*Bevor die Einschlafattacken eintreten, fühlt die Patientin oft eine innere Unruhe, ein Jagen in sich.*

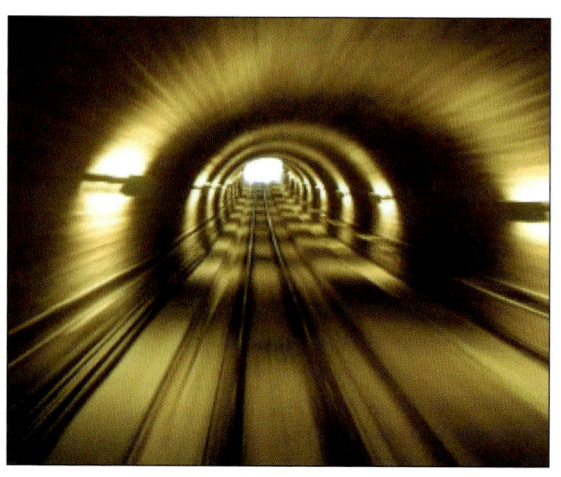

**29.10.2004:** Zwar hilft Vigil® relativ gut, doch morgens steht die Patientin nur sehr schlecht auf, kann den „inneren Schweinehund" nicht überwinden. Sie verschiebt das Aufstehen bis auf die letzte Sekunde und hat dann umso mehr Stress. Der Arbeit fühlt sie sich kaum gewachsen und zieht sich von den Kollegen sehr zurück. Konzentrationsprobleme werden berichtet, die Patientin verlegt immer wieder Dinge, die sie gerade noch in der Hand hatte. Sie schafft sich viele Probleme selbst durch einen wenig strukturierten Tagesablauf und unkontrollierte Handlungen. Dadurch ist sie sehr frustriert und missgestimmt.

**02.11.2004:** Die Patientin fühlt sich freudlos, alles ist sinnlos, hat am Arbeitsplatz Angst, findet die richtigen Worte nicht mehr, hat das Gefühl, nichts auf die Reihe zu bekommen. Sie schildert einen Grübeldrang, Entscheidungslosigkeit, Antriebsminderung.

**19.11.2004:** Die Patientin erlebte in den letzten drei Wochen eine turbulente Zeit. Man bemüht sich um einen tiefenpsychologischen Therapeuten, schließlich findet sie Platz bei einer niedergelassenen Kollegin. Die Therapie hat begonnen. Die Partnerschaft lief schon länger nicht mehr gut, gestern kam es zur endgültigen Trennung.

**02.12.2004:** Die Patientin ist wieder stabilisiert. Sie kommt mit dem Alleinleben gut klar. Ab Samstag will sie wieder arbeiten gehen. Bei neuen, unberechenbaren Situationen bekommt sie Angst und Herzrasen. Angst spielte schon immer eine große Rolle in ihrem Leben und wirkt sich körperlich sehr stark aus. Das Aufstehen gelingt der Patientin jetzt besser, sie kommt morgens besser zurecht. Noch bestehen eine Konzentrationsminderung und Merkfähigkeitsprobleme bei starker innerer Anspannung. Die Patientin kommt schlecht zur Ruhe, grübelt viel und ist davon sehr geschafft.

**16.12.2004:** Die Patientin hat möglicherweise einen Abort erlebt. Vigil hebt die Wirkung der oralen Antikonzeptiva auf. Sie hat es daher selbst abgesetzt. Seitdem bemerkt sie die fehlende Wirkung in Form wiederholter verstärkter Müdigkeit.

**06.1.2005:** Es geht der Patientin wieder gut. Sie ist zufrieden, das Fehlen von Vigil® fällt ihr aber sehr unangenehm auf, sie ist oft müde und schläft immer wieder während Gesprächen im Sitzen ein. Sie hat sich jetzt für ein IUD entschieden.
Psychotherapie läuft regelmäßig und hilft der Patientin sehr gut.

**26.4.2005:** Es geht der Patientin gut, solange sie Vigil® nimmt. Wenn sie es vergisst, bemerkt sie umgehend eine lähmende Müdigkeit, die sie kaum beherrschen kann. Weiterhin Psychotherapie. Insgesamt ist die Patientin zufrieden.

**31.5.2007:** Einsatz von Xyrem® wegen nicht ausreichender Wirkung von Vigil® mit immer wieder auftretender Tagesmüdigkeit und Einschlafattacken.

**28.6.2007:** Unter Xyrem® deutliche Besserung der Befindlichkeit und Leistungsfähigkeit. Die zweimalige Einnahme ist unproblematisch. Die Patientin fühlt sich wohler, ist aber beim Weglassen von Vigil® tagsüber so müde, dass dieses nicht abgesetzt werden kann. Allmähliche Steigerung der Xyrem®-Dosis.

**11.1.2008:** In der Zwischenzeit keine Besonderheiten. Die Patientin kommt gut zurecht, nimmt nachts Xyrem® 2 x 3 g sowie früh und mittags Vigil®, fühlt sich damit wohl. Sie bemüht sich auch, aktiv zu sein, wenn sie müde wird. Wenn sie längere Strecken mit dem Auto fährt, muss sie eine Vigil® mehr nehmen, um zurechtzukommen. Psychisch geht es der Patientin gut, sie hat keine depressiven Verstimmungen mehr. Weiterhin hat sie keinerlei Nebenwirkungen von Xyrem®.

### Medikamente:
Cipralex® 20 mg
Vigil® 100 mg (1-1-0-0)
Xyrem® nachts 6 g in zwei Einzeldosen

### Korrespondenzadresse:
Dr. med. Michael Kirsch
FA für Psychiatrie, Neurologie und Psychotherapie
Schweriner Straße 50
01607 Dresden

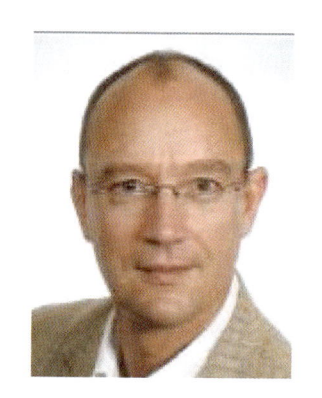

### Stellenwert der Narkolepsie-Behandlung in der Praxis:
Es handelt sich hier um eine Nervenarztpraxis mit ca. 50 % Anteil neurologischer Tätigkeit durch einen Schwerpunkt in der MS-Therapie und jeweils ca. 25 % psychiatrischer und psychotherapeutischer Arbeit.
Die Behandlung von Narkolepsie ist auf wenige Patienten beschränkt, die Erfahrung damit relativ gering.

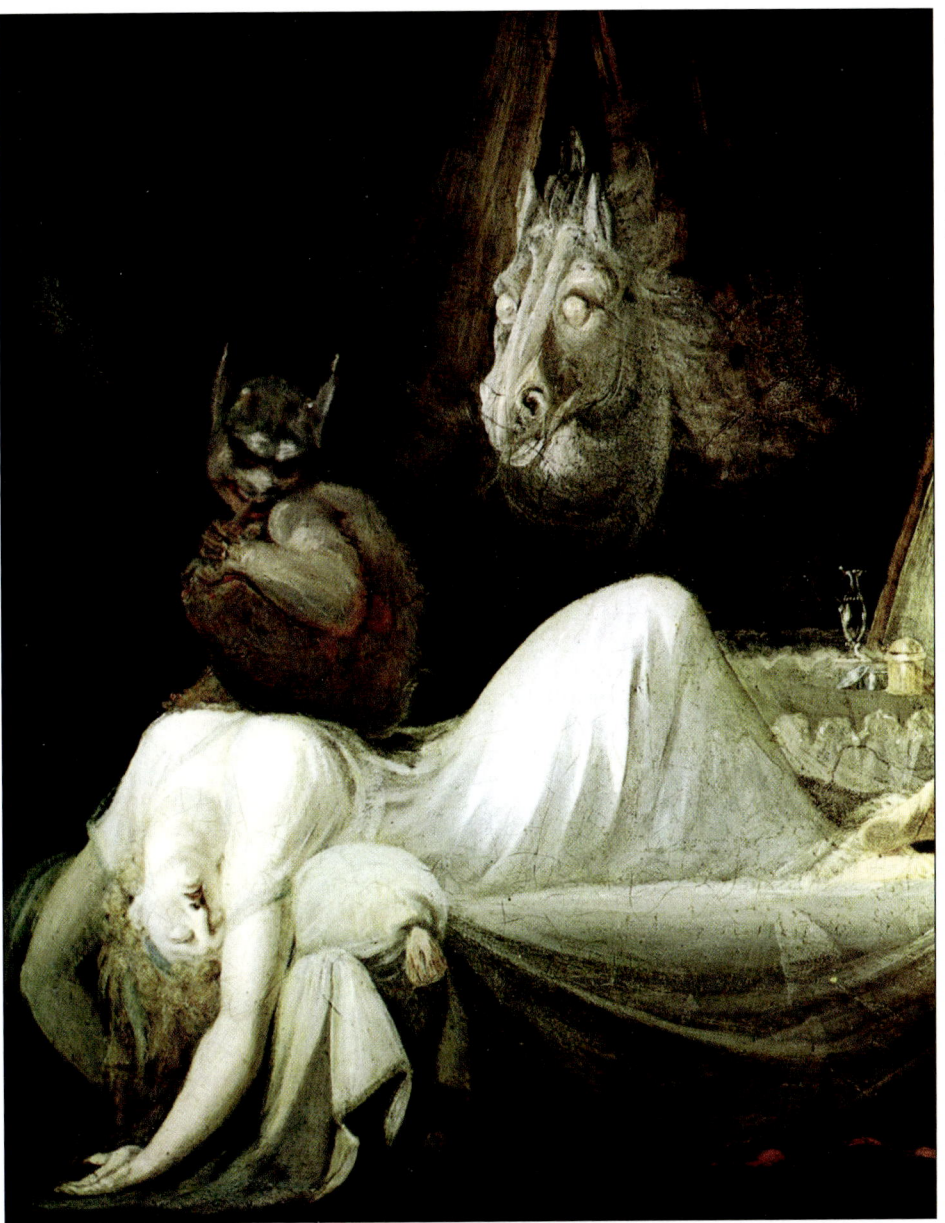

"Der Nachtmahr" von Johann Heinrich Füssli, 1802

**Der Nachtmahr** (auch **Der Alp**) existiert in mehreren Versionen, die erste Fassung stammt aus dem Jahr 1781 (ausgestellt im Institute of Arts, Detroit). Der Nachtmahr bedrängt ein schlafendes Mädchen, das ausgestreckt im weißen Gewand auf einem Bett liegt. Auf ihrer Brust sitzt ein Gnom, während ein Geisterpferd seinen Kopf durch die Vorhänge schiebt. Tiefenpsychologisch betrachtet, verarbeitet Füssli in diesem Bild die unerfüllte Liebe zu der jungen Anna Landolt. Die Wahl des Motivs und die theatralische Art der Darstellung spiegeln deutlich die zeitgenössische Phantastik wider; der Nachtmahr wurde zum "ikonografischen Inbegriff des Unheimlichen", durchaus in ähnlicher Form wie in der romantischen Literatur.

# Schichtarbeit trotz Narkolepsie

*Dr. med. Henryk Mainusch*

## Patientendaten

– Geboren am 29.9.1967
– Weiblich
– 155 cm, Gewicht: nicht bekannt
– In der Praxis seit September 2004
– Überwiesen vom Hausarzt, nachdem die Diagnose im Schlaflabor gestellt wurde

## Aktuelle Diagnose

– Narkolepsie mit Kataplexie
– Migräne
– Colitis ulcerosa
– Soziale Phobie

## Bisherige Diagnose und Therapien

– Narkolepsie mit Kataplexie

## Aktuelle Symptomatik bei Erstvorstellung

– Vollbild einer Narkolepsie mit Einschlafattacken, Kataplexien, hypnagogen Halluzinationen und Schlaflähmungen

## Anamnese

### Eigenanamnese:

Seit dem 16. Lebensjahr ist die Patientin während ihrer Lehre wiederholt eingeschlafen, teilweise suchte sie wegen einer Tagesmüdigkeit den Pausenraum auf, um dort 30 Minuten zu schlafen. Sie berichtet auch, dass sie beim Schuheanziehen eingeschlafen und im Flur umgefallen sei. Sehr beängstigende Träume werden berichtet, teilweise beim Einschlafen oder Aufwachen Schlaflähmungen. Erst 2005 seien Kataplexien aufgetreten.

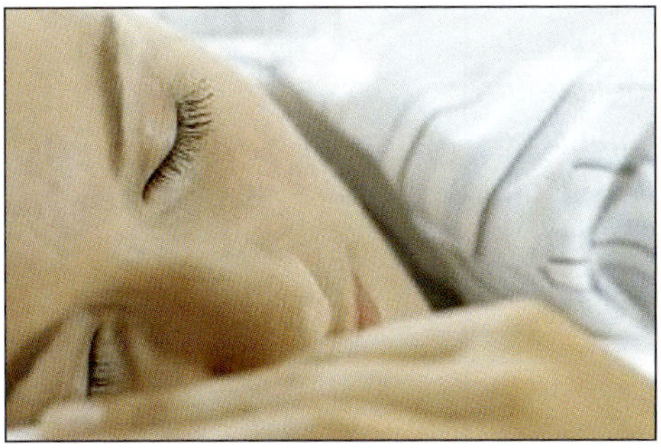

**ABBILDUNG 1:**
Die Patientin suchte während ihrer Lehre oft den Pausenraum auf, um dort zwischendurch zu schlafen.

**Familienanamnese:**
Keine Narkolepsie

**Soziale Anamnese:**
Verheiratet, keine Kinder, Wechselschichten in einer Zigarettenfabrik.

## Aktuelle Diagnostik

**Wie wurde die Diagnose gestellt?**
5/2004 Schlaflabor
5/2004 Multipler Schlaf-Latenz-Test
5/2004 Molekulargenetische Untersuchung

**Befunde:**

**Schlaflabor:** Verkürzte Einschlaflatenz (11,5 min); prinzipiell normales Schlafprofil, auffallend war eine deutliche Überrepräsentation der REM-Schlafanteile sowie ein SOREM mit Beginn 30 sec nach dem ersten Stadium 2.
REM-Zeit deutlich vermehrt (44 %), Stadium 2 (26 %) vermindert und Tiefschlafstadien (17,6 %) vermehrt. Wachstadium nicht verlängert. Totale Schlafzeit: 7 h 23 min.

**Multipler Schlaf-Latenz-Test:** Durchschnittliche Einschlaf-Latenz bei 5 Untersuchungen: 13,8 min. In 3 von 5 Einschlaf-Versuchen trat innerhalb der ersten 10 min ein SOREM auf.

**Molekulargenetische Untersuchung:** HLA DQB1*0602 positiv, DR2 positiv.

**ABBILDUNG 2:**
*Die Schichtarbeit stellt ein Problem für die Patientin dar; ihre durchschnittliche Schlafzeit pro Nacht beträgt nur 6 Stunden.*

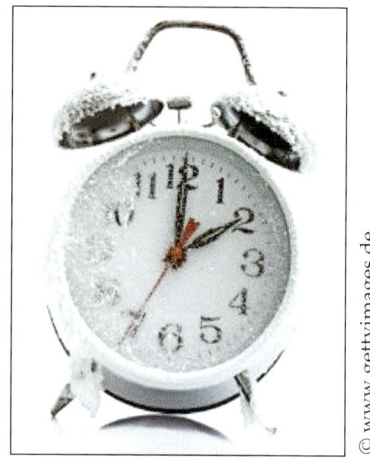

## Therapie und Verlauf

### Therapeutische Maßnahmen:

### Nicht-medikamentöse Therapie:
Hauptproblem sind die wechselnden Arbeitsschichten und der kurze Nachtschlaf. Eigentlich bedarf die Patientin eines 12-stündigen Schlafs, schläft aber wegen der Arbeit meistens nur sechs Stunden. Kurze Naps tagsüber. Vermeidung von Alkohol.

### Medikamentöse Therapie:
2004 zunächst Behandlung mit Paroxat® 40 mg und Vigil® bis zu drei Tabletten, darunter weiter nicht-erholsamer Schlaf und Schlaflähmungen. Wegen Kopfschmerzen unter Vigil® Wechsel auf Ritalin® 3-4 Tabletten. Keine Therapie einer comorbiden Störung.
Wegen Gewichtszunahme im August 2005 Wechsel auf Fluoxetin 20 mg und Ritalin® bis zu 6 Tabletten. Weiterhin unzureichende Erfolge.
Im Oktober 2006 Beginn mit Xyrem® 2 x 0,75 g, später Dosissteigerung auf 1,5 g (1. Dosis) und 0,75 g (2. Dosis) in Kombination mit Ritalin® 4-5 Tabletten. Im Verlauf langsame Anpassung einer individuellen Therapie mit Xyrem®, einmalig 4,5 g vor dem Schlafengehen und zusätzlich 1,5 g in der Nacht, wenn die Patientin ausschlafen kann. Da weiterhin über Tagesmüdigkeit geklagt wird, werden zusätzlich 2 Tabletten Vigil® eingenommen.
Alle zwei Monate Kontrolle und gegebenenfalls Anpassung des Therapieregimes geplant. Anfänglich Schwindel und Übelkeit als Nebenwirkung von Xyrem®.

**Therapieverlauf unter Xyrem® in Bezug auf die Hauptsymptome:**
Nachdem die individuelle Dosis gefunden wurde, kommt es zu keinen Kataplexien, Schlaflähmungen und hypnagogen Halluzinationen mehr. Aufgrund des kurzen Nachtschlafs wegen der Schichtarbeit leidet die Patientin weiterhin unter einer Tagesmüdigkeit, die mit Vigil® behandelt wird.

**Korrespondenzadresse:**
Dr. med. Henryk Mainusch
FA für Neurologie
Brunowstraße 52
13507 Berlin

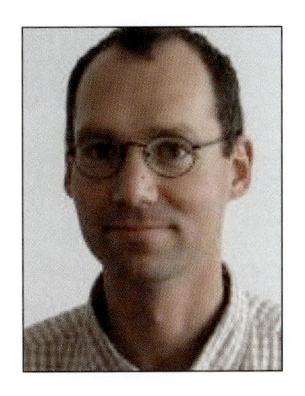

**Stellenwert der Narkolepsie-Behandlung in der Praxis:**
Die Narkolepsie bildet einen Schwerpunkt in der Praxis. Regelmäßig kommen 22 Patienten zur Behandlung. 9 von diesen Patienten erhalten Xyrem®.

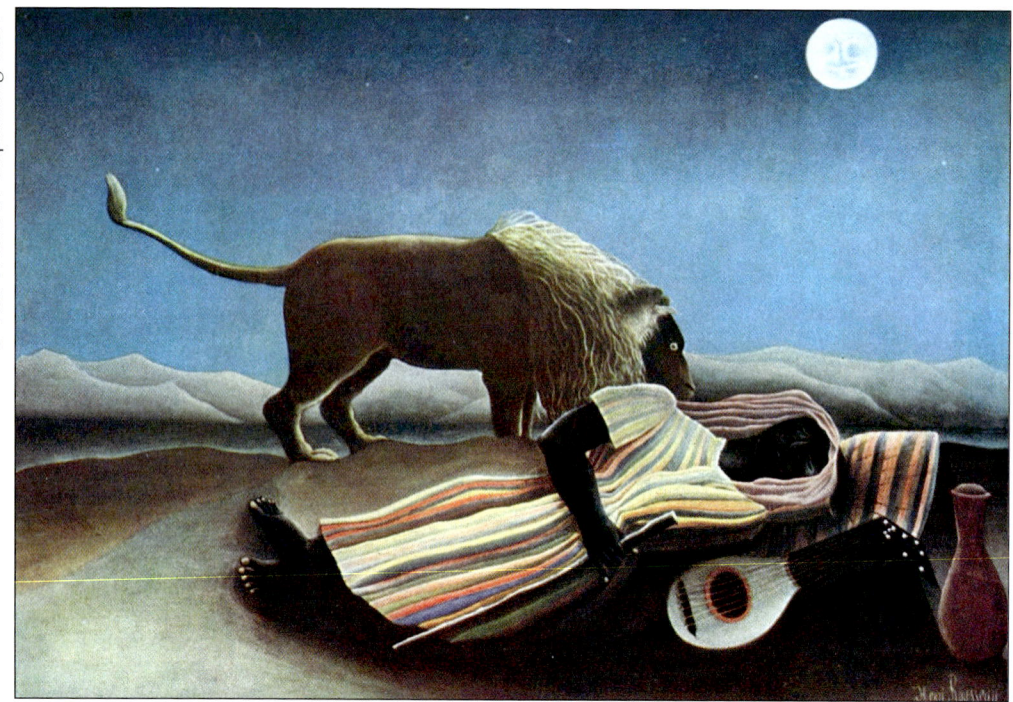

"Schlafende Zigeunerin" von Henri Rousseau, 1897

**Henri Julien Félix Rousseau**
 * 21. Mai 1844 in Laval (Mayenne), Frankreich, † 2. September 1910 in Paris. Rousseau (genannt Le douanier, der Zöllner) ist ein bedeutender Vertreter der Naiven Kunst, er überhöhte seine realistische Malerei ins Phantastische, manchmal ins Exotische. Rousseau gilt als einer der Wegbereiter des Surrealismus. Wichtig war die Freundschaft mit Guillaume Apollinaire, durch den er Beziehungen zur künstlerischen Avantgarde anknüpfen konnte. Rousseau liebte klare Konturen, harte Kontraste ohne Übergänge; er verwendete leuchtende Kontaktfarben ohne Schatten.

Die **Schlafende Zigeunerin** (La Bohémienne endormi), zu sehen im Museum of Modern Art, New York, entstand 1897. Rousseau gab auch diesem Bild, wie so oft, eine ausführliche Erklärung bei: "Eine umherziehende Negerin, des Mandolinenspiels kundig, ihren Krug (mit Wasser darin) nahe bei sich, ist vor Erschöpfung in Schlaf gefallen. Zufällig kommt ein Löwe des Wegs, beschnüffelt sie, aber verschlingt sie nicht. Die Wirkung des Mondes ist sehr poetisch. Die Szene spielt in einer ganz öden Wüste. Die Zigeunerin ist orientalisch gekleidet." [Zitiert bei Schmied (Hrsg.). *Museum der Malerei*, 1999]. Lange verschollen, tauchte das Bild erst 1927 wieder auf.

# OSAS oder Narkolepsie?

*Dipl.-Psych. Dr. phil. Hans-Günter Weeß*

## Patientendaten

– Patient HJL, geboren am 7.4.1945
– männlich
– 182 cm, 94,8 kg
– In der Praxis/Schlafzentrum behandelt seit: 28.1.2002
– Überwiesen vom Allgemeinmediziner; Schlaflabor

## Aktuelle Diagnosen

– Narkolepsie ohne Kataplexie
– Obstruktives Schlaf-Apnoe-Syndrom unter 12,5 mbar nCPAP remittiert
– Periodische Beinbewegungen im Schlaf, leicht
– Arterielle Hypertonie
– Hypercholesterinämie
– Hyperlipoproteinämie
– Z.n. Elektroablation bei Wolff-Parkinson-White (WPW-) Syndrom
– Adipositas

## Aktuelle Symptomatik bei der Erstvorstellung

Tagesschläfrigkeit, Tagschlafepisoden (Meetings, Lesen), subjektiv zum Teil imperativ. Theater- und Kinobesuche wegen Einschlafens nicht mehr möglich. Tagschlafepisoden im Umfang von 2-3 h. Konzentrations- und Gedächtnisstörungen, keine Kataplexien. Schleichender Beginn im Verlauf der letzten 2 Jahre. Zuvor Aufenthalt in zwei Schlaflaboratorien und dort Obstruktives Schlaf-Apnoe-Syndrom diagnostiziert und therapiert. Einweisungsdiagnose: Persistierende Tagesschläfrigkeit bei Obstruktivem Schlaf-Apnoe-Syndrom.

## Anamnese

### Eigenanamnese:
Erstmalige Vorstellung in Schlafambulanz, zusätzlich zur aktuellen Symptomatik (3.0) kein Hinweis auf Kataplexien, hypnagoge oder hypnopompe Halluzinationen oder Schlaflähmung.

Anamnestisch keine Hinweise auf eine anderweitige (hypersomnische) Schlafstörung, wie RLS, Kleine-Levin-Syndrom, traumatische Schädel-Hirn-Verletzung oder andere.
Vor 2,5 Jahren Urlaub in Guatemala und Franz.-Guayana.
Keine insomnische Störung bei einer Bettzeit von 22.00 bis 7.00 Uhr mit 1-2 Nykturien.
Vit. B-Präparate würden kurzfristig zu einer leichten Besserung führen.

**Familienanamnese:**
Ingenieur, verheiratet, 1 Sohn (Arzt für Allgemeinmedizin)

**Suchtmittelanamnese:**
20 Zigaretten/die; selten Alkohol, kein Koffein. Früher in beruflichen Belastungssituationen mit deutlichen Mehrarbeitsstunden Amphetamineinnahme zur Leistungssteigerung bei Schlafmangel.

**Medikamentenanamnese:**
Beloc Zok® mite, Carmen®, Co Diovan®, Sortis®

## Initiale Diagnostik im Schlaflabor

4. bis 6.2.2002: Es wurden zwei diagnostische Polysomnographien nach dem Standard der DGSM, ein Multipler Schlaf-Latenz-Test und eine neuropsychologische Untersuchung durchgeführt.
Die Polysomnographien bestätigten die Diagnose „Obstruktives Schlaf-Apnoe-Syndrom" mit einem RDI von 41,2/h und einem Entsättigungsindex (EI) von 11,2/h (Abb. 1). Unter Auto-Set-Therapie 4-12 mbar konnte eine vollständige Remission des OSAS dokumentiert werden (RDI=1,9/h, EI=1,3/h). In allen polysomnographischen Ableitungen fand sich eine REM-Latenz von jeweils 19, 20 und 30 min.
Im diagnostischen MSLT zu 5 Tageszeitpunkten fand sich eine mittlere Einschlaflatenz von 10,4 min bei fehlendem SOREM. Damit ergab sich kein Hinweis auf das Vorliegen einer Narkolepsie.
Die neuropsychologische Untersuchung zur Erfassung potentieller Leistungseinschränkungen am Tage bezüglich Arbeitsfähigkeit und Fahrtauglichkeit sowie ein pupillographischer Schläfrigkeitstest (PST; Abb. 2) bestätigten im Wesentlichen die subjektiv erlebte erhöhte Tagesschläfrigkeit.

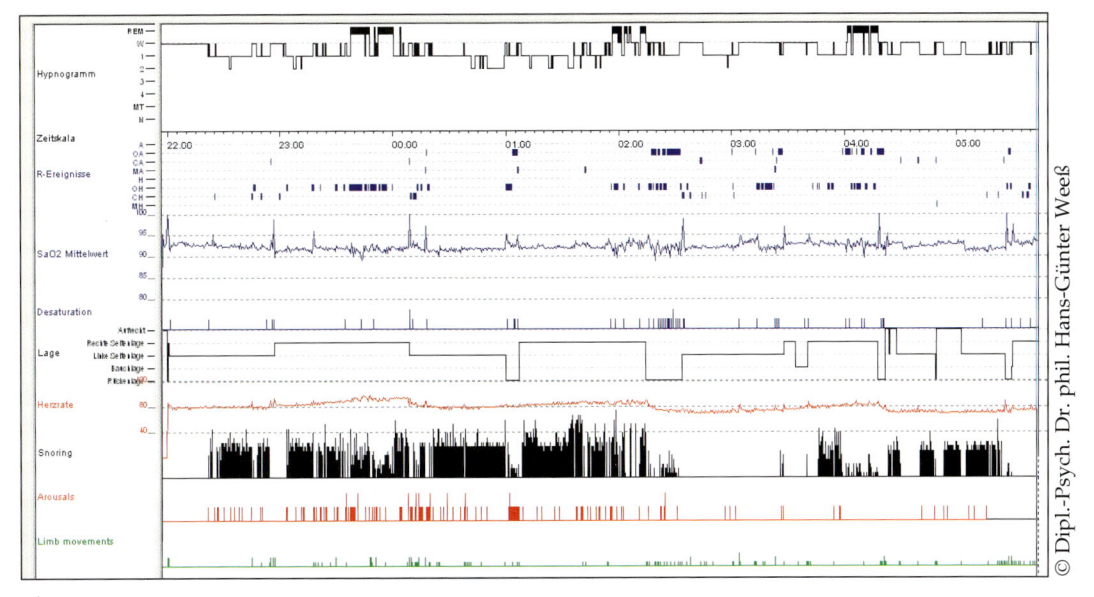

**ABBILDUNG 1:**
Diagnostische kardio-respiratorische Polysomnographie, Patient HJL.

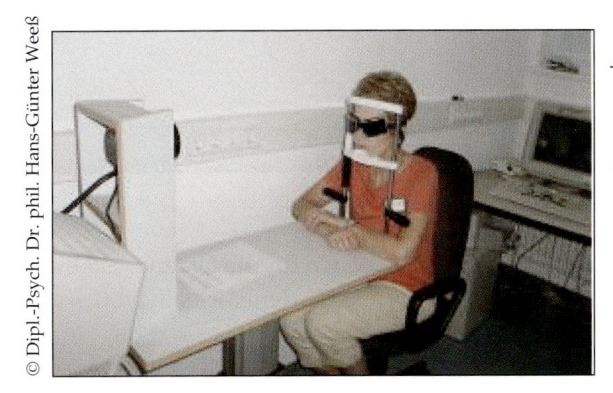

**ABBILDUNG 2:**
Probandin bei der Durchführung des pupillographischen Schläfrigkeitstests.

Im PST fanden sich zu zwei Messzeitpunkten grenzwertige pathologische Messwerte mit einem PUI von 6,73 und 7,29. Im Vigilanztest nach Quatember & Maly (Abb. 3, 4) fand sich ein Prozentrang von 3 für die richtigen Reaktionen und eine erhöhte Anzahl ausgelassener Reaktionen. Die Werte für geteilte und selektive Aufmerksamkeit lagen im unteren Normbereich. In der Fortlaufenden Visuellen Wiedererkennungsaufgabe ergaben sich keine Hinweise auf mnestische Einschränkungen und Hirnfunktionsstörungen, ebenso im Diagnostikum für cerebrale Schäden (DCS). Damit konnte eine hirnorganische Ursache der Beschwerden eher ausgeschlossen werden.

Neben den üblichen Laborparametern wurde eine HLA-DR2 DQB1*0602-Bestimmung vorgenommen: Die positive Ausprägung schloss die Ver-

**ABBILDUNG 3:**
Patient beim Vigilanztest nach Quatember & Maly.

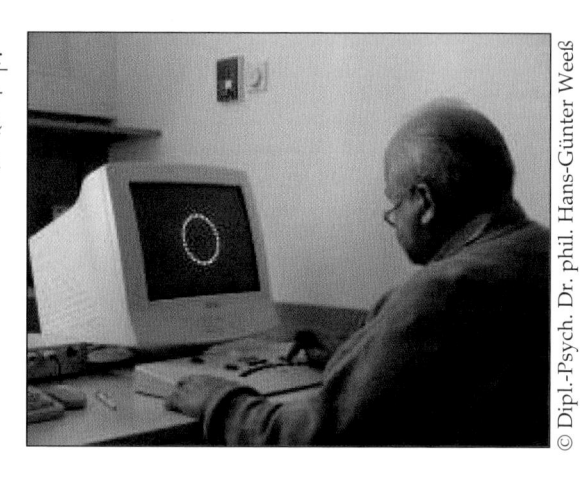

**ABBILDUNG 4:**
Vigilanztest nach Quatember & Maly.

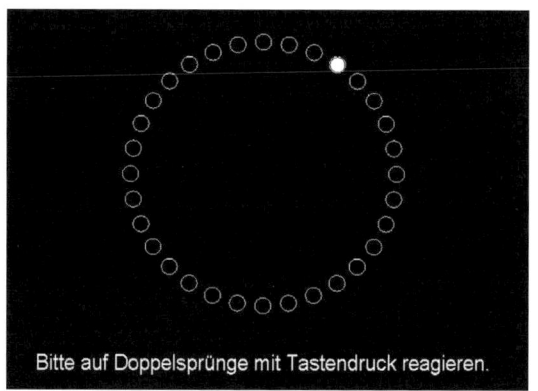

dachtsdiagnose Narkolepsie nicht aus, ist jedoch für die Diagnosestellung nicht als Bestätigung zu werten, da auch ca. 25 % der Normalbevölkerung eine positive Ausprägung aufweisen.

Im Anschluss an die schlafmedizinische Diagnostik erfolgte eine stationäre neurologische Abklärung zum Ausschluss einer neurologischen Ursache der Tagesschläfrigkeit vom 11.2. bis 15.2.2002: CCT, EEG (kontrolliert), EEG nach Schlafentzug, Extracranielle Doppler- und Farbduplexsonographie, Transcranielle Dopplersonographie, VEP, OOR, Medianus-SEP, Tibialis-SEP, NLG, EKG, LZ-RR, Liquor waren ohne richtungsweisenden Befund. Lediglich im CCT fand sich eine leicht betonte frontale Großhirnrindenzeichnung.

Aufgrund der Auslandsaufenthalte in Guatemala und Franz.-Guayana zu Beginn der Erkrankung fand im Tropenmedizinischen Institut Tübingen eine Abklärung auf Tropenkrankenheiten statt: Es ergaben sich keine auffälligen Befunde.

**Psychopathologischer Befund:**
Bewusstseinsklar, voll orientiert. Im Kontakt unauffällig, Denken formal und inhaltlich geordnet. Kein Wahn, keine Halluzinationen, keine Ich-Störung. Affekt gedrückt, Freudfähigkeit reduziert bei erhaltener, aber eingeschränkter Schwingungsfähigkeit. Kein Lebensüberdruss, von Suizidalität distanziert. Leichte Distanzminderung im Kontakt und Weitschweifigkeit.

**Urinscreening auf (antriebssteigernde) Medikamente und Drogen:**
Negativ

## Therapie und Verlauf

**Therapeutische Maßnahmen:**

**Nicht-medikamentöse Therapie:**
Im stationären Setting im Rahmen von verhaltenstherapeutischen Sitzungen Aufbau von Copingstrategien und verhaltensmedizinische Schulung zum Umgang mit dem Krankheitsbild und dessen Therapie. Sozialmedizinische Beratung

**Medikamentöse Therapie:**
Aufgrund der Diagnose „Idiopathische Hypersomnie" fand eine symptomatische Therapie statt:

**15.2.2002 bis 23.7.2002:** Behandlung mit Modafinil in einer anfänglichen Dosis von 200 mg/die. Relativ rasche Toleranzentwicklung und Dosissteigerung auf 400-600 mg/die, zuletzt bis 800 mg/die. Medikamentenfreie Tage am Wochenende und im Urlaub verhinderten die Toleranzentwicklung nicht. Im Verlauf zunehmende depressive Entwicklung und Klagen über mnestische Defizite.

**23.7.2002:** Umstellung auf Methylphenidat (Ritalin®), anfänglich 10 mg, rasche Aufdosierung infolge Toleranzentwicklung auf 60 mg/die. Unter Ritalin® klagten Patient und Ehefrau über Wesensveränderungen und aggressive Impulsausbrüche. Eine Umstellung auf Captagon® im Oktober 2002 erbrachte keine positive Wirkung auf die Tagessymptomatik. Weiterhin deutliche depressive Symptomatik, deswegen wurde der Patient erneut stationär aufgenommen.

**14.-25.10.2002:** Stationäre Aufnahme im Pfalzklinikum auf allgemeinpsychiatrischer Station. Einweisungsgrund: Depression, Hypersomnie, beginnender dementieller Abbau. Unter Moclobemid anfänglich deutliche Besserung der geklagten Beschwerden, dann 2-3 Wochen nach stationärer Entlassung erneute Toleranzentwicklung und Wirkungsverlust. Im klinischen Setting konnten die von der Ehefrau geschilderten Verhaltensauffälligkeiten bestätigt werden: Distanzlosigkeit im Umgang mit Personal und Mitpatienten, läppisches Verhalten, Hyperaktivität. Weiterhin Klagen des Patienten über mnestische Defizite und Konzentrationsstörungen. Umstellung ambulant, nach stationärem Aufenthalt, auf Tranylcypromin. Nach anfänglich leichter Besserung erneuter Wirkungsverlust.

**17.-20.3.2003:** Stationäre Kontrolle der nächtlichen Ventilationstherapie in der schlafmedizinischen Abteilung des Pfalzklinikums: Anamnestisch einmalig fragliche Kataplexie und imperatives Einschlafen. Stimmungsschwankungen zwischen euphorisch und depressiv.

Die Polysomnographie ergab erneut eine gute Remission der schlafbezogenen Atmungsstörung: RDI=3/h; EI=2,2/h; Arousal-Index=13,1/h. SOL=6 min; die REM-Latenz war mit 12 min verkürzt, der MSLT zeigte erneut kein SOREM bei einer mittleren Einschlaflatenz von 8,3 min.
Die Demenztestung mit Mini-Mental-State-Test, Uhrentest, DCS, Zahlenverbindungstest, ALS, Corsi Block Tapping Test, Fortlaufende visuelle Wiedererkennung erbrachte unauffällige Ergebnisse. Trotzdem wurde dem Hausarzt aufgrund des klinischen Eindrucks und der subjektiven Klagen über Konzentrationsstörungen und mnestische Defizite ein Therapievorschlag zur Behandlung eines potentiellen demenziellen Abbauprozesses unterbreitet. Therapieempfehlungen:
1. Versuch mit Antioxidantien (Vit E, A, C nach Spiegelbestimmung), Versuch mit Vit B1/B6/B12/Folsäure nach Spiegelbestimmung.
2. Versuch mit Selegilin (Movergan®) oder Amantadin (PK-Merz®).

Beide Behandlungsversuche erbrachten keine wesentliche Besserung, deswegen weiterhin Behandlung mit Ritalin® (zuletzt bis 60 mg/die).

**Stationärer Aufenthalt Schlafzentrum Pfalzklinikum 9. bis 12.09. und 15. bis 19.9.2003:**
Schläfrigkeit habe deutlich zugenommen, könne sich tagsüber oft kaum wach halten, zum Teil wird von imperativem Einschlafen berichtet.

Aktuell 400-800 mg Vigil®/die, zuletzt ohne deutliche Verbesserung der Tagesschläfrigkeit. Stimmung gedrückt, gereizt, vordergründig heiter. Starke Konzentrationsstörungen. In 4 polysomnographischen Ableitungen jeweils RDI < 5/h, erhöhte Anzahl PLMs > 20/h, in ca. 40 % mit Arousals, Arousalindex um die 30/h. REM-Latenzen in der PSG: 25,5 min; 58,5 min; 80 min; 163,5 min.

MSLT: Mittlere Einschlaflatenz von 4,4 min, SOREM in 4 von 5 Tests (nach 3, 1, 10, 3 min). Vigilanztests nach Quatember & Maly (3 x): Alle pathologisch. PST-Tagesprofil: 9 Uhr: PUI (mm/min) 11,47 (pathologisch; Abb. 5, im Vergleich: Abb. 6: wacher Patient); 11 Uhr: PUI (mm/min) 11,6

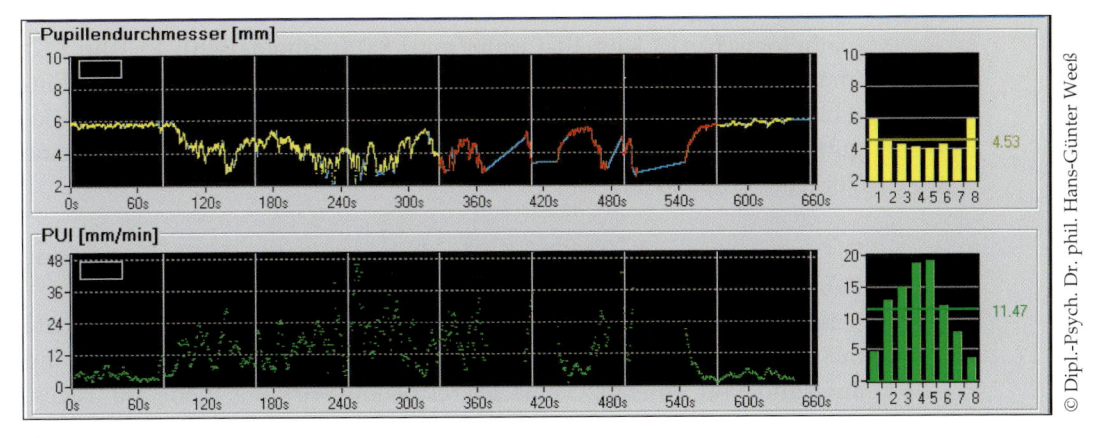

ABBILDUNG 5:
PST: Patient HJL, PUI = 11,47, Schläfrigkeitswellen.

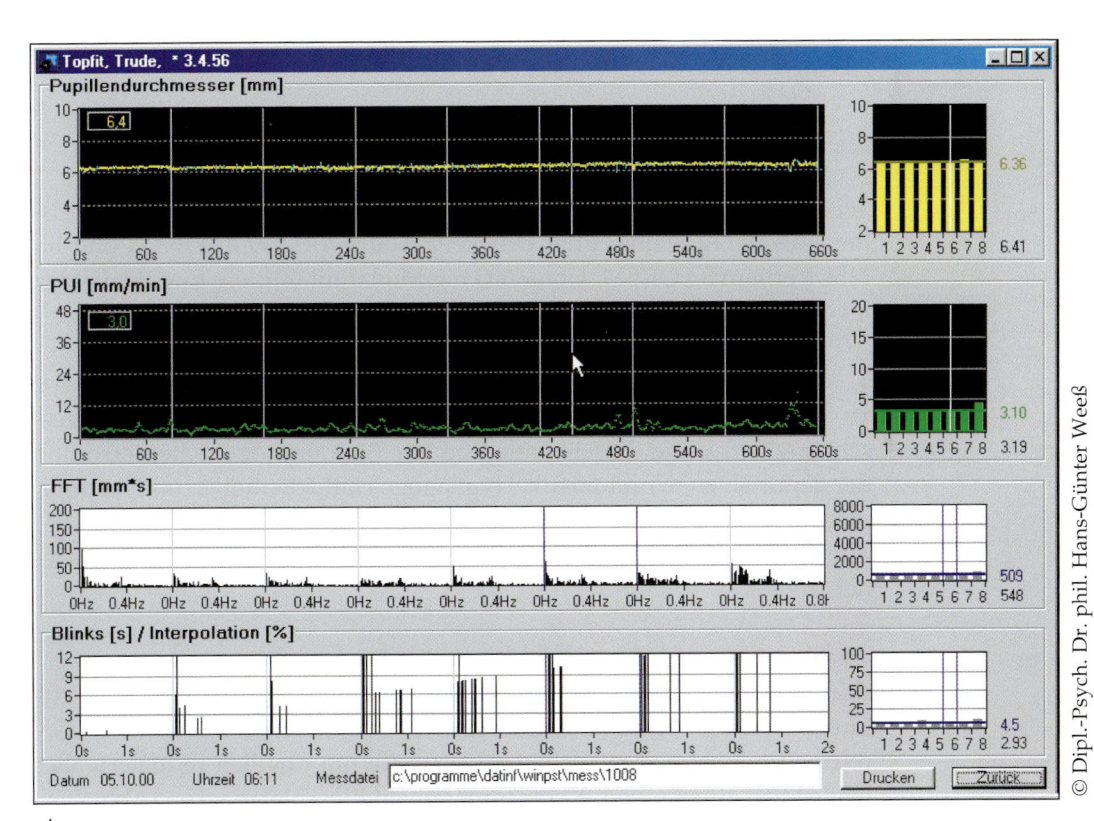

ABBILDUNG 6:
PST: Wacher Patient.

(pathologisch); 13 Uhr: PUI (mm/min) 8,0 (pathologisch); 15 Uhr: PUI (mm/min) 8,47 (pathologisch). Alle Tests mussten vorzeitig wegen Einschlafens abgebrochen werden. Fahrtauglichkeitsprüfung nach den Begutachtungsleitlinien zur Kraftfahreignung der BAST erbrachte keine Verkehrstauglichkeit.

**Diagnose:** Monosymptomatische Narkolepsie (heute: Narkolepsie ohne Kataplexie).
Behandlung mit retardiertem Methylphenidat (Concerta®) über 4 Monate mit anfänglich guter Wirksamkeit. Zuletzt in einer Dosierung bis 72 mg aufgrund von Toleranz keine ausreichende Wirkung mehr auf Tagesschläfrigkeit.

**2/2004 bis 5/2004:** Auf Wunsch des Patienten Drug Holidays. Tagschlafepisoden bis zu 4 Stunden.

**7/2004 bis 10/2004:** Modafinil bei kontinuierlicher Dosissteigerung bis 800 mg

**7/2005:** Berentung bei Berufs- und Arbeitsunfähigkeit

**10/2005:** Im Rahmen jährlicher Kontrolle der nächtlichen Ventilationstherapie bei 12,5 mbar gute Druckeinstellung (RDI=2,4; EI=3,1) und im MSLT erneut 3 SOREM. Unter 600 mg Modafinil mittlere Einschlaflatenz im MSLT 6,2 min.

**3/2006:** Einnahme von Natriumoxybat, langsam aufdosiert auf 2 x 4,5 g zu Schlafbeginn und nach ca. 3 h Schlaf. Darunter nur geringe Tagesschläfrigkeit, keine Einschlafattacken am Tage und deutliche Besserung der depressiven Symptomatik. Hypnagoge Halluzinationen und Albträume wurden nicht mehr berichtet.
Zitat Patient: „Herr Doktor, ich bin ein neuer Mensch. So kann man wieder leben…".

**13. bis 14.10.2006:** Stationäre Kontrolle der schlafbezogenen Atmungsstörung. Unter 12 mbar nCPAP gute Remission der schlafbezogenen Atmungsstörung. Fremdanamnestisch wird von der Ehefrau vermehrte Gereiztheit berichtet. Tagesschläfrigkeit weiterhin deutlich reduziert, aber tendenziell zunehmend. Keine imperativen Einschlafattacken (Abb. 7).

**24. bis 26.9.2007:** Stationäre Kontrolle der schlafbezogenen Atmungsstörung. Unter 12 mbar nCPAP weiterhin gute Remission. Erneut ausgeprägte Tagesschläfrigkeit und Insomnie trotz 2 x 5,75 g Natriumoxybat (Pat. hat selbst erhöht). Ab 4.00 Uhr morgens Klagen über Schlaflosigkeit. Deutliche Toleranzentwicklung gegenüber Natriumoxybat. Bereits nach dem Frühstück erneute Schläfrigkeit mit Einschlafneigung. Sei bereits auf

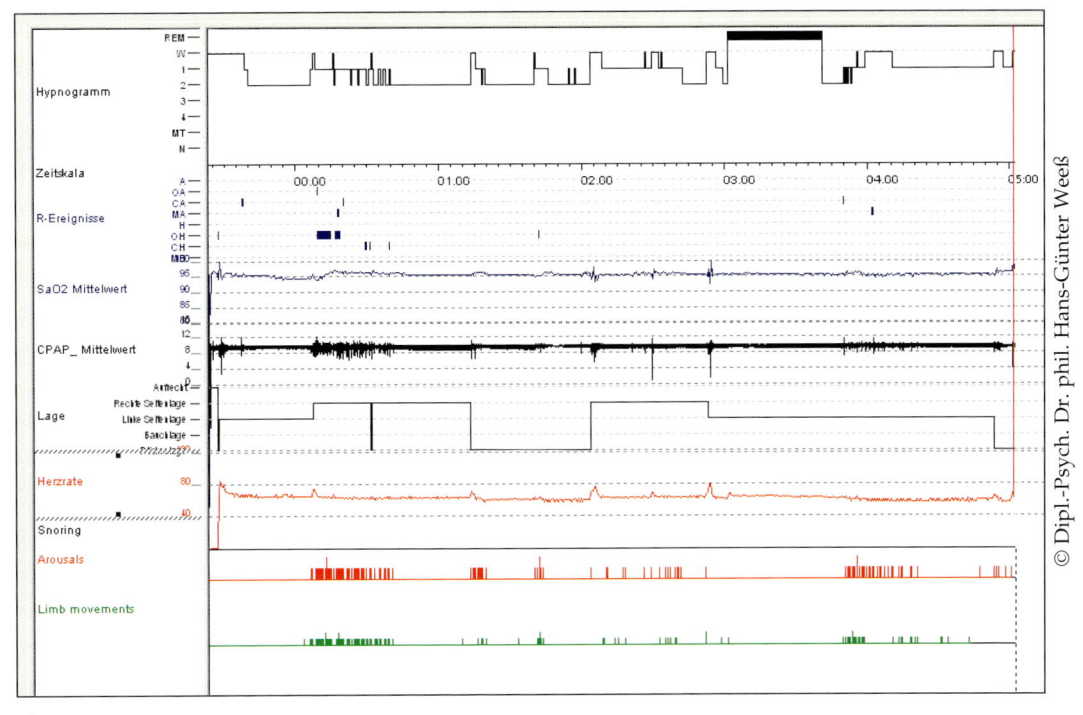

**ABBILDUNG 7:**
*Kardio-respiratorische Polysomnographie Patient HJL mit nCPAP-Therapie und 9 g Xyrem® (2 x 4,5 g, erste Dosis Bettzeit, zweite Dosis 2.00 Uhr). Schlaffragmentierung aufgrund von first-night effect, REM-Suppression im Zusammenhang mit Xyrem®.*

dem Stuhl eingeschlafen und auf die Nase gefallen. Angst vor Schlaflosigkeit in der Nacht, psychodynamisch Teufelskreis der Insomnie feststellbar. Erneut deutliche depressive Symptomatik.
Absetzen von Natriumoxybat und erneuter Therapieversuch mit Venlafaxin (150-75-0), Modafinil (200-200-0) und Zopiclon (3 x pro Woche, 0-0-1).

**10/2007:** Telefonkontakt: Unter Trevilor® Kopfschmerzen, Schwindel und Blutdruckanstieg. Therapieempfehlung: Reboxetin.

**1/2008:** Therapieempfehlung Reboxetin nicht gefolgt, Modafinil 800 mg Tagesdosis ohne bedeutsame Wirkung, erneut rasche Toleranz. Insomnie unter Zopiclon nur bedingt remittiert. Absetzen von Modafinil und Zopiclon. Umstellung auf Natriumoxybat 2 x 4,5 g mit erneut guter Wirksamkeit auf Tagesschläfrigkeit und Nachtschlaf.

**Gründe für die Umstellung auf Natriumoxybat:**
Erhebliche Krankheitsschwere der Narkolepsie bei gleichzeitig fehlender Wirksamkeit bzw. sehr rascher Toleranzentwicklung von klassischen antriebssteigernden Medikamenten.

**Kontrolle und ggf. Anpassung des Therapieregimes:**
Regelmäßige Vorstellung beim niedergelassenen Hausarzt und Nervenarzt. Ambulante Vorstellung im Schlafzentrum bei erforderlichen Änderungen des Therapieregimes bzw. stationäre Aufnahmen zur Kontrolle der schlafbezogenen Atmungsstörung.

**Nebenwirkungen:**
Keine

**Wie war der Therapieverlauf bei Natriumoxybat in Bezug auf die Hauptsymptomatik?**
Natriumoxybat hatte in diesem schweren Fall ohne Kataplexien im Vergleich zu anderen antriebssteigernden Medikamenten die beste und am längsten anhaltende Wirkung (ca. 15 Monate). Nach nur kurzer Medikamentenfreiheit von Natriumoxybat erneut sehr gute Wirkung.

## Zusammenfassung

Es wurde ein Fall mit schwerer Narkolepsie ohne Kataplexien in Kombination mit einer schweren obstruktiven Schlaf-Apnoe vorgestellt. Die Erkrankungsschwere führte zu dauerhafter Arbeitsunfähigkeit.

Die Tagesschläfrigkeit ging den weiteren typischen Narkolepsie-Symptomen um Jahre voraus. SOREMs wurde erst ca. 5 Jahre nach dem ersten Auftreten von Tagesschläfrigkeit festgestellt. Kataplexien waren bis heutig nicht eindeutig zu eruieren. Aus diesem Grunde wurde in den ersten Jahren fälschlicherweise die Diagnose „Schlaf-Apnoe mit persistierender Tagesschläfrigkeit" gestellt und eine adäquate Behandlung des Patienten verhindert. In unserem Labor wurde nach umfangreichen differentialdiagnostischen Abklärungen die Diagnose „Idiopathische Hypersomnie" gestellt. Nach Auftreten von SOREMs im Jahr 2003 konnte die Diagnose „Narkolepsie ohne Kataplexie" gestellt werden.

Unter Behandlung mit antriebssteigernden Medikamenten zeigte der Patient sehr rasch Toleranzentwicklungen gegenüber der jeweiligen Medikation. Bis zur Einführung von Natriumoxybat musste in Zeitabständen von wenigen Monaten die antriebssteigernde Medikation trotz deutlicher Dosissteigerungen wegen Toleranzentwicklungen jeweils umgestellt werden. Natriumoxybat hatte im Vergleich mit Abstand die beste antriebssteigernde Wirkung und wies die geringste Neigung zur Toleranzentwicklung auf. Nach Absetzen von Natriumoxybat infolge von Toleranzentwicklung konnte bereits 3 Monate später die Therapie bei guter Wirksamkeit wieder fortgesetzt werden.

**Korrespondenzadresse:**
Dipl.-Psych. Dr. phil. Hans-Günter Weeß
Pfalzklinikum Klingenmünster
Weinstraße 100
76889 Klingenmünster

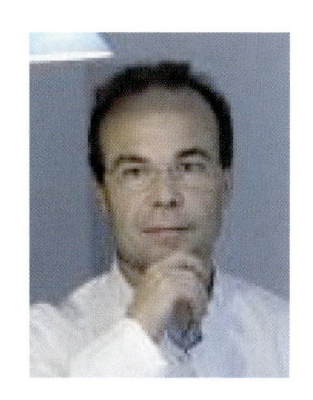

**Stellenwert der Narkolepsie-Behandlung in der Praxis**
In der schlafmedizinischen Praxis im Schlaflabor ist der Stellenwert der Behandlung der Narkolepsie im Vergleich zu den anderen schlafbezogenen Erkrankungen hinsichtlich der Häufigkeit der Fälle eher geringerer Natur. Anderseits ist aufgrund der Symptomatik der Narkolepsie mit ihren ausgeprägten negativen psychosozialen Auswirkungen auf das Leben der Patienten und dem damit einhergehenden hohen Leidensdruck der Behandlung der Narkolepsie eine hohe Relevanz zuzuschreiben.

# Literaturempfehlungen

American Academy of Sleep Medicine. International Classification of Sleep Disorders, 2nd ed.: Diagnostic and coding manual. Westchester, Illinois: American Academy of Sleep Medicine, 2005

Arand D, Bonnet M, Hurwitz T, et al. The clinical use of the MSLT and MWT. Sleep 2005; 28: 123-144

Bedard MA, Montplaisir J, Godbout R, et al. Nocturnal γ-hydroxybutyrate. Effect on periodic leg movements and sleep organization of narcoleptic patients. Clin Neuropharmacol 1989; 12: 29-36

Beusterien KM, Rogers AE. Walsleben JA, et al. Health-related quality of life effects of modafinil for treatment of narcolepsy. Sleep 1999; 22: 757-765

Billiard M, Bassetti C, Dauvilliers Y, et al. EFNS guidelines on management of narcolepsy. Eur J Neurol 2006; 13: 1035-1048 [dtsch. Ausgabe verfügbar; DOI: 10.1111/j.1468-1331.2006.01473.x]

Billiard M, Besset A, Montplaisir J, et al. Modafinil: A double-blind multicentric study. Sleep 1994; 17: 54-59

Billiard M, Pasquie-Magnetto V, Heckman M, et al. Family studies in narcolepsy. Sleep 1994; 17: 54-59

Black J, Houghton WC. Sodium oxybate improves excessive daytime sleepiness in narcolepsy. Sleep 2006; 29: 939-946

Borgen L, Lane E, Lai A. Xyrem® (sodium oxybate). A study of dose proportionality in healthy subjects. J Clin Pharmacol 2000; 40: 1053

Borgen L, Okerholm RA, Scharf MB. The pharmacokinetics of sodium oxybate following acute and chronic administration to narcoleptic patients. J Clin Pharmacol 2004; 44: 253-257

Borgen LA, Okerholm R, Morrison D, et al. The influence of gender and food on the pharmacokinetics of sodium oxybate oral solution in healthy subjects. J Clin Pharmacol 2003; 43: 59-65

Borgen LA, Okerholm RA, Lai A, et al. The pharmacokinetics of sodium oxybate oral solution following mute and chronic administration to narcoleptic patients. J Clin Pharmacol 2004; 44: 253-257

Britton T, Douglas N, Hansen A, et al. Guidelines on the diagnosis and management of narcolepsy in adults and children [online]. Available from URL: http://www.sleeping.org. uk/news/documents/Guidelines.pdf [Accessed 2006 May 31]

Broughton R, Fleming J, George CF, et al. Randomized, double-blind, placebo-controlled crossover trial of modafinil in the treatment of excessive daytime sleepiness in narcolepsy. Neurology 1997; 49: 444-451

Broughton R, Mamelak M. Effects of nocturnal gamma-hydroxybutyrate on sleep/waking patterns in narcolepsy-cataplexy. Can J Neurol Sci 1980: 7: 23-31

Broughton R, Valley V, Aguirre M, et al. Excessive daytime sleepiness and pathophysiology of narcolepsy-cataplexy: a laboratory perspective. Sleep 1996; 9: 205-215

Bunten S, Happe S. Aktuelle Therapie der Narkolepsie. Akt Neurol 2008; 35: 225-233

Carter LP, Wu H, Chen W, et al. Effects of γ-hydroxybutyrate (GHB) on schedule-controlled responding in rats: role of GHB and $GABA_B$ receptors. J Pharmacol Exp Ther 2004; 308: 182-188

Carter LP, Wu H, Chen W, et al. Novel γ-hydroxybutyric acid (GHB) analogs share some, but not all, of the behavioral effects of GHB and $GABA_B$ receptor agonists. J Pharmacol Exp Ther 2005; 313: 1314-1323

Cash CD. Gammahydroxybutyrate: an overview of the pros and cons for it being a neurotransmitter and/or a useful therapeutic agent. Neurosci Biobehav Rev 1994; 18: 291-304

Castelli MP, Ferraro L, Mocci I, et al. Selective γ-hydroxybutyric acid receptor ligands increase extracellular glutamate in the hippocampus, but fall to activate G protein and to produce the sedative/hypnotic effect of γ-hydroxybutyric acid. Neurochem 2003; 87: 722-732

Center for Disease Control: Multistate outbreak of poisonings associated with illicit use of gamma-hydroxybutyrate. J Am Med Assoc 1991; 256: 447-448

Chen CN: The use of clomipramine as an REM sleep suppressant in narcolepsy. Postgrad Med J 1980; 56 (Suppl. 1): 86-89

Chen SY, Clift SJ, Dahlitz MJ, Dunn G, Parkes JD: Treatment in the narcoleptic syndrome: self assessment of the action of dexamphetamine and clomipramine. J Sleep Res 1995; 4: 113-118

Daniels E, King MA, Smith IE, et al. Health-related quality of life in narcolepsy. J Sleep Res 2001; 10: 75-81

Dauvilliers Y, et al. Narcolepsy with cataplexy. Lancet 2007; 369: 499-511

Dauvilliers Y, Montplaisir J, Molinari N, et al. Age at onset of narcolepsy in two large populations of patients in France and Quebec. Neurology 2001; 57: 2029-2033

Dement W, Rechtschaffen A, Gulevich G. The nature of the narcoleptic sleep attack. Neurology 1966; 16: 18-33

Diana M, Mereu G, Mura A, et al. Low doses of γ-hydroxybutyric acid stimulate the firing rate of dopaminergic neurons in unanesthetized rats. Brain Res 1991; 566: 208-211

Dodel R, Peter H, Spottke A, et al. Health-related quality of life in patients with narcolepsy. Sleep Med 2007; 8: 733-741

Dodel R, Peter H, Walbert T, et al. The socio-economic impact of narcolepsy. Sleep 2004; 27: 1123-1128

Drug Enforcement Administration. Schedules of controlled substances: addition of gamma-hydroxybutyric acid to schedule 1. Federal Register 2000; 65: 13235-13238

Ferrara SD, Giorgetti R, Zancaner S, et al. Effects of single dose of gamma-hydroxybutyric acid and lorazepam on psychomotor performance and subjective feelings in healthy volunteers. Eur J Clin Pharmacol 1999; 54: 821-827

Ferrara SD, Tedeschi L, Frison G, et al. Effect of moderate or severe liver dysfunction on the pharmacokinetics of γ-hydroxybutyric acid. Eur J Clin Pharmacol 1996; 50: 305-310

FOOD AND DRUG ADMINISTRATION: Gammahydroxybutyric acid. Press release. Rockville, MD: November 8 (1990).

Frey J, Darbonne C. Fluoxetin suppresses human cataplexy: a pilot study. Neurology 1994; 44: 707-709

Fuller DE, Hornfeldt CS, Kelloway JS, et al. The Xyrem® risk management program. Drug Saf 2004; 27: 293-306

Gerloff C. Narkolepsie: Die Angst des Wachen vor dem Schlafen. Info-Neurologie & Psychiatrie 2007; 11: 38-43

Gerloff C, Bassetti C, Mayer G, Pollmächer T. Narkolepsie in Kommission: „Leitlinien der Deutschen Gesellschaft für Neurologie" (Hrsg): Leitlinien für Diagnostik und Therapie in der Neurologie. Thieme, 2005: 31-34 http://www.uniduesseldorf.de/WWW/AWMF/II/II_neuro.htm

Godbout R, Jelenic P, Labrie C, et al. Effect of gamma-hydroxybutyrate and its antagonist NCS-382 an spontaneous cell firing in the prefrontal cortex of the rat. Brain Res 1995; 673: 157-160

Guilleminault C, Carskadon M, Dement WC: On the treatment of rapid eye movement narcolepsy. Arch Neurol 1974; 30: 90-93

Guilleminault C, Wilson RA, Dement WC. A study on cataplexy. Arch Neurology 1974; 31: 255-261

Hayduk R, Mitler M. Sodium oxybate therapy improves the quality of life of narcolepsy patients. Sleep 2001; 24 (Abstr. Suppl.): A326, 571.K

Honda Y. Clinical features of narcolepsy. In: Honda Y, Juji T (eds): HLA in Narcolepsy. Berlin, Springer-Verlag, 1988: 24-57

Houghton WC, Scammel TE, Thorpy M: Pharmacotherapy for cataplexy. Sleep Med Rev 2004; 8: 355-366

Hublin C, Kaprio J, Partinen M, et al. The prevalence of narcolepsy: an epidemiological study of the Finnish twin cohort. Ann Neurol 1994; 35: 709-716

Hublin C, Partinen M, Heinonen EH, et al. Selegiline in the treatment of narcolepsy. Neurology 1994; 44: 2095-2101

Hublin C, Partinen M, Kaprio J, et al. Epidemiology of narcolepsy. Sleep 1994; 17 (8 Suppl.): S7-12

Hublin C: Narcolepsy: Current drug treatment options. CNS Drugs 1996; 5: 426-436

Laborit H: Sodium 4-hydroxybutyrate. Int J Neuropharmacol 1964; 3: 433-452

Lammers GJ, Arends J, Declerck AC, et al. Gammahydroxybutyrate and narcolepsy: a double-blind, placebo-controlled study. Sleep 1993; 16: 216-220

Langdon N, Shindler J, Parkes JD, et al. Fluoxetin in the treatment of cataplexy. Sleep 1986; 9: 371-373

Lapierre O, Montplaisir J, Lamarre M, et al. The effect of gamma-hydroxybutyrate on nocturnal and diurnal sleep of normal subjects: further considerations on REM sleep-triggering mechanisms. Sleep 1990; 13: 24-30

Larrosa O, De La Llave Y, Bario S, Granizo JJ, Garcia-Borreguero D: Stimulant and anticataplectic effects of reboxetine in patients with narcolepsy: a pilot study. Sleep 2001; 24: 282-285

Lemon MD, Strain JD, Farver DK. Sodium oxybate for cataplexy. Pharmacother 2006; 40: 433-440

Lin L, Faraco J, Li R, et al. The sleep disorder canine narcolepsy is caused by a mutation in the hypocretin (orexin) receptor gene. Cell 1999; 98: 365-376

Littner M, Johnson SF, McCall WV, et al. Practice parameters for the treatment of narcolepsy: an update for 2000. Sleep 2001; 24: 451-466

Maddente, Johnson SW: Gamma-hydroxybutyrate is a $GABA_B$ receptor agonist that increases a potassium conductance in rat ventral tegmental dopamine neurons. J Pharmacol Exp Ther 1998; 287: 262-265

Maitre M: The γ-hydroxybutyrate signaling system in brain: organization and functional implications. Prog Neurobiol 1997; 51: 337-361

Mamelak M, Scharf MB, Woods M. Treatment of narcolepsy with γ-hydroxybutyrate. A review of clinical and sleep laboratory findings. Sleep 1986; 9: 285-289

Mamelak M, et al. A dose response study on the effects of sodium oxybate on sleep architecture and daytime alertness in narcolepsy. Sleep (in Press).

Mamelak, et al. The effects of gammahydroxybutyrate on sleep. Biol Psychiatry 1977; 12: 273-288

Mamelak M, Black J, Montplaisir J, et al. A pilot study on the effects of sodium oxybate on sleep architecture and daytime alertness in narcolepsy. Sleep 2004; 27: 1327-1334 [Arnulf I, Mignot E. Comment on Mamelak M, et al. A pilot study ... Sleep 2004; 27: 1242-1243]

Martinez-Rodriguez J, Iranzo A, Santamaria J, et al. Status cataplecticus induced by abrupt withdrawal of clomipramine. Neurologia 2002; 17: 113-116

Mayer G, Kesper K, Ploch T, et al. The implications of gender and age at onset of first symptoms in narcoleptic patients in Germany – results from retrospective evaluation of hospital records. Somnologie 2002; 6: 13-18

Mayer G, Meier-Ewert K. Selegiline hydrochloride treatment in narcolepsy. A double-blind, placebo controlled study. Clin Neuropharmacol 1995; 18: 306-319

Mayer G. Narkolepsie, Taschenatlas spezial. Stuttgart, New York: Georg Thieme-Verlag, 2006

Mayer G. Natriumoxybat in der Behandlung der Narkolepsie. Psychopharmakotherapie 2006; 13: 197-201

Mignot E, Lammers GJ, Ripley B, et al. The role of cerebrospinal fluid hypocretin measurement in the diagnosis of narcolepsy and other hypersomnias. Arch Neurol 2002; 59: 1553-1562

Mignot E, Ling L, Laurel F, et al. Correlates of sleep-onset REM periods during the Multiple Sleep Latency Test in community adults. Brain 2006; 129: 1609-1623

Mignot E. Genetic and familial aspects of narcolepsy. Neurology 1998; 50 (2 Suppl. 1): S16-22

Mitler MM, Hayduk R. Benefits and risks of pharmacotherapy for narcolepsy. Drug Saf 2002; 25: 791-809

Mitler MM, Hayduk R. Sodium oxybate therapy improves the quality of life of narcolepsy patients. Sleep 2001; 24 (Suppl. 2): A 326

Mitler MM, Shafor R, Hajdukovich R et al. Treatment of narcolepsy: objective studies on methylphenidate, pemoline and protriptyline. Sleep 1986; 9: 260-264

Nelson T, Kaufman E, Kline J, Sokoloff L: The extraneural distribution of γ-hydroxybutyrate. J Neurochem 1981; 37: 1345-1348

Nishino S, Kanbayashi T. Symptomatic narcolepsy, cataplexy, and hypersomnia: their implications in the hypothalamic hypocretin/orexin system. Sleep Med Rev 2005; 9: 269-310

Nishino S, Ripley B, Overeem S, et al. Hypocretin (orexin) deficiency in human narcolepsy [letter]. Lancet 2000, Jan 1; 355 (9197): 39-40

Nishino S. Clinical and neurobiological aspects of narcolepsy. Sleep Med 2007; 8: 373-399

Ohayon MM, Priest RG, Zulley J, et al. Prevalence of narcolepsy symptomatology and diagnosis in the European general population. Neurology 2002; 58: 1826-1833

Overeem S, Mignot E, van Dijk JG, et al. Narcolepsy: clinical features, new pathophysiologic insights, and future perspectives. J Clin Neurophysiol 2001; 18: 78-105

Palatini P, Tedeschi L, Frison G, et al. Dose-dependent absorption and elimination of gamma-hydroxybutyric acid in healthy volunteers. Eur J Clin Pharmacol 1993; 45: 353-356

Pardi D, Black J. Sodium oxybate: neurobiology and clinical efficacy. Future Neurology 2006; 1: 721-735

Parkes JD, Schater M: Clomipramine and clonazepam in cataplexy. Lancet 1979; 2: 1085-1086.

Poryazova R, Siccoli M, Werth E, et al. Unusually prolonged rebound cataplexy after withdrawal of fluoxetine. Neurology 2005; 65: 967-968

Robinson DM, Keating GM. Sodium oxybate: A review of its use in the management of narcolepsy. CNS Drugs 2007; 21: 337-354

Rogers AE, Aldrich MS, Caruso CC. Patterns of sleep and wakefulness in treated narcoleptic subjects. Sleep 1994; 17: 590-597

Roth B. Narcolepsy and hypersomnia. Basel, Karger-Verlag, 1980

Scammell TE. The frustrating and mostly fruitless search for an autoimmune cause of narcolepsy. Sleep 2006; 29: 601-602

Scammell TE. The neurobiology, diagnosis, and treatment of narcolepsy. Ann Neurol 2003; 53: 154-166

Scharf MB. Sodium oxybate for narcolepsy. Expert Rev. Neurotherapeutics 2006; 6: 1035-1048

Scharf MB, Brown D, Woods M, et al. The effects and effectiveness of γ-hydroxybutyrate in patients with narcolepsy. J Clin Psychiatry 1985; 46: 222-225

Scharf MB, Lai AA, Branigan B, et at. Pharmacokinetics of gammahydroxybutyrate (GHB) in narcoleptic patients. Sleep 1998; 21: 507-514

Scrima L, et al. Efficacy of gamma-hydroxybutyrate versus placebo in treating narcolepsy-cataplexy: double-blind subjective measures. Biol. Psychiatry 1989; 26: 331-343

Scrima L, et al. The effects of gamma-hydroxybutyrate and the sleep of narcolepsy patients: a double-blind study. Sleep 1990; 13: 479-490

Siegel JM: Narcolepsy: a key role for hypocretins (orexins). Cell 1999; 98: 1-20

Siegel JM: Hypocretin (orexin): role in normal behavior and neuropathology. Ann Rev Psychol 2004; 55: 125-148

Smith M, Parkes JD, Dahlitz M. Venlafaxine in the treatment of the narcoleptic syndrome. J Sleep Res 1996; 5 (Suppl. 1): 217

Sturzenegger C, Bassetti C. The clinical spectrum of narcolepsy with cataplexy: a reappraisal. J Sleep Res 2004; 13: 395-406

Takahara J, Yunoki S, Yakushiji W, et al. Stimulatory effects of gamma-hydroxybutyric acid on growth hormone and prolactin release in humans. J Clin Endocrinol Metab 1977; 44: 1014-1017

Tarabar AF, Nelson LS: The [gamma]-hydroxybutyrate withdrawal syndrome. Toxicol Reviews 2004; 23: 45-49

Teter CJ, Guthrie SK. A comprehensive review of MDMA and GHB: two common club drugs. Pharmacotherapy 2001; 21: 1486-1513

Thannickal TC, Moore RY, Niehuis R, et al. Reduced number of hypocretin neurons in human narcolepsy. Neuron 2000; 27: 469-474

The Xyrem® International Study Group. A double-blind, placebo-controlled study demonstrates sodium oxybate is effective for the treatment of excessive daytime sleepiness in narcolepsy. J Clin Sleep Med 2005; 1: 391-397

Thorpy MJ. Sodium oxybate for the treatment of narcolepsy. Expert Opinion Pharmacother 2005; 6: 329-335 [dtsch. Übersetzung verfügbar]

Thorpy MJ. Therapeutic advances in narcolepsy. Sleep Med 2007; 8: 427-440

Thorpy MJ, Snyder M, Aloe FS et al. Short-term triazolam use improves nocturnal sleep of narcoleptics. Sleep 1992; 15: 212-216

Thorpy MJ. Cataplexy associated with narcolepsy: epidemiology, pathophysiology and management. CNS Drugs 2006; 20: 43-50

Tunnicliffe G: Significance of γ-hydroxybutyric acid in the brain. Gen Pharmacol. 1992; 23: 1027-1034

UCB S.A. New European approval for Xyrem® provides significant advance in the treatment of narcolepsy [media release]. 2007, March 12

U.S. Modafinil in Narcolepsy Multicenter Study Group. Randomized trial of modafinil as a treatment for the excessive daytime somnolence of narcolepsy. Neurology 2000; 54: 1166-1175

U.S. Modafinil in Narcolepsy Multicenter Study Group. Randomized trial of modafinil for the treatment of pathological somnolence in narcolepsy. Annals of Neurol 1998; 43: 88-97

U.S. Xyrem® Multicenter Study Group. A randomized, double blind, placebo-controlled multicenter trial comparing the effects of three doses of orally administered sodium oxybate with placebo for the treatment of narcolepsy. Sleep 2002; 25: 42-49 [dtsch. Übersetzung verfügbar]

U.S. Xyrem® Multicenter Study Group. A 12-month, open-label, multicenter extension trial of orally administered sodium oxybate for the treatment of narcolepsy. Sleep 2003; 26: 31-35

U.S. Xyrem® Multicenter Study Group. Sodium oxybate demonstrates long-term efficacy for the treatment of cataplexy in patients with narcolepsy. Sleep Med 2004; 5: 119-123 [dtsch. Übersetzung verfügbar]

U.S. Xyrem® Multicenter Study Group. The abrupt cessation of therapeutically administered sodium oxybate (GHB) does not cause withdrawal symptoms. J Toxicol Clin Toxicol 2003; 41: 131-135

U.S. Xyrem® International Study Group: Further evidence supporting the use of sodium oxybate for the treatment of cataplexy: a double-blind, placebo-controlled study in 228 patients. Sleep Med 2005; 6: 415-421

Van Cauter E. Plat L. Scharf MB, et al. Simultaneous stimulation of slow-wave sleep and growth hormone secretion by gamma-hydroxybutyrate in normal young men. J Clin Invest 1997; 100: 745-753

Volk S. Natriumoxybat zur Behandlung der Narkolepsie. Arzneimitteltherapie 2007; 25: 499-511

Weaver TE, Cuellar N. A randomized trial evaluating the effectiveness of sodium oxybate therapy on quality of life in narcolepsy. Sleep 2006; 29: 1189-1194

Wedin GP, Hornfeldt CS, Ylitalo LM. The clinical development of γ-hydroxybutyrate (GHB). Curr Drug Saf 2006; 1: 99-106

Wing YK, Lee S, Chiu HF, Ho CK, Chen CN: A patient with coexisting narcolepsy and morbid jealousy showing favourable response to fluoxetine. Postgrad Med J 1994; 70: 34-36

Xyrem® Fachinformation, UCB GmbH, Juli 2008

Xyrem® Product Monograph (sodium oxybate oral solution), UCB Pharma Ltd., 2007

Zeman A, Britton T, Douglas N, et al. Narcolepsy and excessive daytime sleepiness. BMJ 2004; 329 (7468): 724-728